轻松喂母乳

跟乳腺科医生
学母乳喂养

王文华　彭　澎　著

中国妇女出版社

图书在版编目（CIP）数据

　　轻松喂母乳：跟乳腺科医生学母乳喂养／王文华，
彭澎著．--北京：中国妇女出版社，2021.8
　　ISBN 978-7-5127-1983-5

　　I.①轻…　Ⅱ.①王…②彭…　Ⅲ.①母乳喂养-基
本知识　Ⅳ.①R174

中国版本图书馆CIP数据核字（2021）第086882号

轻松喂母乳——跟乳腺科医生学母乳喂养

作　　者：王文华　彭澎　著
责任编辑：李一之　闫丽春
封面设计：季晨设计工作室
责任印制：王卫东
出版发行：中国妇女出版社
地　　址：北京市东城区史家胡同甲24号　　邮政编码：100010
电　　话：（010）65133160（发行部）　　65133161（邮购）
网　　址：www.womenbooks.cn
法律顾问：北京市道可特律师事务所
经　　销：各地新华书店
印　　刷：武汉市新华印刷有限责任公司
开　　本：165×235　1/16
印　　张：13.5
字　　数：154千字
版　　次：2021年8月第1版
印　　次：2021年8月第1次
书　　号：ISBN 978-7-5127-1983-5
定　　价：49.80元

版权所有·侵权必究　　（如有印装错误，请与发行部联系）

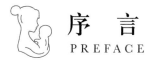

序　言
PREFACE

1981 年，我走出医科校园，被分配到基层妇幼保健院。为了提高自己的业务水平，我先后到山东省省立医院、上海华山医院乳腺科进修学习，从而提高了自己的专业技术水平。

新世纪初，我从基层医院被聘到北京大医院工作，20 年来，京华风雨砥砺，我依然不忘初心，无论是在武警总医院还是国防大学中医门诊工作，我始终坚定不移地从事妇幼保健和乳腺科工作。时至今日，我从事本专业已经 40 多年了，每当看到患者痛苦而来、高兴而去的那一刻，内心都充满了成就感，这就是我无比热爱本专业、咬定青山不放松的内在动力。每当哺乳妈妈们把我当作最知心信赖的人，细细跟我诉说自己的病痛时，都更加增强我的责任感。

为了为更多的女性朋友尽一份力，10 年前我开通了微博，凭着自己多年积累的临床经验和专业知识，利用休息时间为大家答疑解惑，很值得我欣慰和自豪的是，我得到了很多网友的关注和支持。如今，我拥有微博粉丝十几万，曾经是"新浪育儿"频道的母乳喂养指导专家和百度"宝宝知道"的母乳喂养专家。

每天不管多忙，我都会打开微博，看大家的问题，及时回复，并给予正确指导，每每看到大家感激的回复，我都开心不已。很多哺乳妈妈离不开我，我越来越想帮助更多的哺乳妈妈摆脱乳腺疾病的困扰，让更多的哺乳妈妈从错误的方法和困惑的迷宫中走出来，于是才有了这本书的出现。

乳房是女性身体最美丽的部位，那最高耸的"山峰"，盈润光泽、神圣无比，是哺育宝宝的器官、宝宝赖以成长的源泉。通过我多年的积累，针对哺乳妈妈的乳腺炎等诸多问题，我独创了特别的无痛治疗手法，因为治疗效果好，"手"到病除，深为大家所信赖，前来就诊的哺乳期妈妈踏破门槛。

我每天都和哺乳妈妈们打交道，帮她们处理哺乳中发生的很多问题，每天处理最多的就是被别人揉捏成乳腺炎和皮肤与腺体黏连的病人，这样的情况出现后会为妈妈们埋下重大生理和心理疾患。

我指导的哺乳妈妈在北京的最多，因为我在北京，上海、天津和其他地方来接受治疗和指导的人也很多。记忆最深刻的就是 2012 年的冬天，有一位乳腺炎患者从新加坡坐飞机来找我治疗乳腺炎，当时她确实很严重，顺着乳腺导管从乳头挤出很多脓，治疗完高热也退了，如果不把这些脓清理出去，一定会形成脓肿，后续治疗会十分复杂，还会影响哺乳。

几乎每个妈妈谈起母乳喂养，都有很多纠结、焦虑和痛苦。在我的从医经历中，看到太多的哺乳妈妈因担心乳房下垂、身材变形而影响生活和事业，不愿喂母乳的；或者虽愿意喂母乳，但因缺乏专业、有效、安全的母乳喂养指导而导致出现乳汁不足、乳头皲裂、乳汁淤积、乳腺炎、乳房大小不均等各种各样的问题；最后，也有的因为哺乳姿势不当，哺乳效果不好，造成宝宝生长发育缓慢、营养不良，这样的情况太多太多了。

每个年轻妈妈来到医院向我倾诉她在母乳喂养过程中遇到的各种痛苦时，我就觉得必须尽自己的全力来帮助她，让每个走在母乳喂养道路上的妈妈都把遇到的荆棘铲除，保证宝宝吃上妈妈的健康乳汁。

门诊中经常有人说：当了妈妈才知道，母乳喂养原来有那么多学问，以前的很多观念都是错误的，现在很多人在母乳喂养方面做的指导也不对，所以有时真的很无奈。很多妈妈说乳汁不足，母乳喂养不成功，但到了门诊，经过简单的沟通和治疗指导以后，却会看到乳汁像花洒一样喷射，妈妈们有了自信，学会了方法，基本上都能实现全母乳喂养。实际上，哺乳妈妈容易受太多外界错误的指点和家人的干预，比如，看到网上的一些不正确、不良信息或听到身边的非专业人士说什么，就照着去做，结果问题越来越严重。要知道，人不是机器，世界上没有两个相同的人，也没有两片相同的树叶，每个人的体质和情况都是不一样的。所处的环境不一样，心情不一样，宝宝跟妈妈的磨合不一样，饮食结构不一样，哺乳状况就会有所不同，妈妈们要独立思考，要放松、自然地找到适合自己的哺乳方法以及与宝宝的磨合方式，这样才可以减少很多的苦和累。

当宝宝来到这个世界上，你将用你的心血化生的宝宝贴心贴肝地拥在怀里时，你就没有了少女的羞涩，看着他用手紧紧抓着你，用它花朵般的小嘴儿嘬着天生属于他饭碗里的甘霖时，你就会感觉太阳和万物都在你的怀中。珍惜哺乳期的美好时光吧，把宝宝拥在怀里看他笑，看他哭，虽五味杂陈，但幸福悠长。

感恩微博和育儿网站上千万妈妈网友们的支持和信任，因为有你们的信赖，我的工作才有了异样的光彩，我虽然很累，但是我很欣慰，很有成就感，我想恳请所有新妈妈的家人多支持和鼓励她们，你们一句信任的话语，会让她们得到莫大的力量。

我祝愿每一位新妈妈都有充足的乳汁，让刚降落人间的天使宝宝都有妈妈甘甜的乳汁滋养，让宝宝健康成长！

王文华

2021 年 4 月

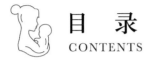

目 录
CONTENTS

第二章　做好母乳喂养的准备

第三章　迎接哺乳期的挑战

第八章　如何温柔地断奶

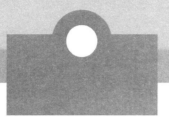

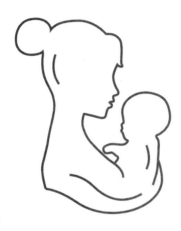

第 一 章

乳房和
母乳的秘密

从外到内认识乳房

乳房的结构和形态

成年女性的乳房位于胸前部，呈半球形或轻度下垂的半锥形，上至第 2 肋骨，下至第 6 或第 7 肋骨（每位女性的乳房大小不一样），富有弹性，内侧外缘位于胸骨旁，外侧外缘位于腋中线附近。

乳房的中央是乳头和乳晕，乳晕皮肤较薄，表面有小突起，是皮脂腺开口，在怀孕 8 周左右受到体内激素水平的影响开始出现增大，突出于皮肤外，被称作蒙氏结节。主要的作用是分泌皮脂，对乳头和乳晕起到保护作用。乳房由皮肤、皮下组织及腺体构成，腺体又分为 15 ~ 20 个乳腺小叶，每个乳腺小叶有 10 ~ 100 个腺泡，腺泡内又有分泌细胞，分泌细胞有分泌、合成、加工乳汁的功能。

乳房内还有乳腺悬韧带支撑，如果韧带松弛，乳房就会下垂。乳腺小叶间还有很多脂肪组织，正是乳房组织的填充才让乳腺更致密、更有弹性。

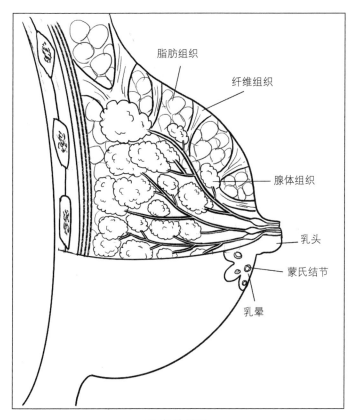

脂肪组织

纤维组织

腺体组织

乳头

蒙氏结节

乳晕

乳房的结构

乳房组织主要分为三大类。

1.腺体组织。它是乳房的主体成分，也是最重要的组成部分，关系着乳房的生长发育，承担着泌乳重任。同时，腺体组织的生长发育和泌乳受到激素的影响和控制，尤其在妊娠期和哺乳期，激素对腺体组织的作用非常大。在妊娠前期（前 5 个月），在雌激素和孕激素的作用下，腺体组织中的腺小叶和腺泡以及小导管都会增长（脂肪组织在这时会相应减少），在妊娠中期或晚期（6～10 个月），少数人会有乳头分泌物。

2.脂肪组织。其在乳房中占有很大比重，除了乳腺腺体组织饱满程度之外，脂肪含量的多少也是决定乳房大小的重要因素。腺体组织和纤维组织都是存在于脂肪之中的，所以，乳房的大小与脂肪含量关系更大。泌乳能力和泌乳量则与腺体组织的发达程度直接相关。小乳房（妈妈）只要腺体组织正常，激素分泌合适，一样可以是"超级大奶王"。

3.纤维组织。它对乳房作用也很大，起着固定乳房位置和支撑乳房的作用，对于乳房外形的美观也起着重要的作用。

孕期乳房的变化

怀孕后，乳房受激素水平的影响，乳头会有色素沉着，颜色会有些发黑，腺体增生增长。到了妊娠四五个月时，部分妈妈的乳房会变大很多。孕晚期，乳腺发育到达顶峰，但也有些人在怀孕后乳房也仍看不出有明显的变化，这也很正常，并不耽误、不影响将来的哺乳。

另外，有一些女性经常问道，出现乳头有分泌物、乳房轻微痛或摸上去跟原来不一样等现象怎么办，其实这都是孕期的正常现象。

还有的女性会在孕期发现乳房皮下血管变得很明显，这些都是浅表静脉，说明血液供应丰富，乳房在二次发育，是在为产后哺乳打基础。

Q：乳房小，奶量就少吗？

很多人认为，"乳房小，肯定没有奶"。不要根据乳房大小来判断奶量，这是不正确的。乳房的大小和乳汁多少没有关系，而跟脂肪的填充有很大关系，乳汁的多少则是看乳腺腺体的发育情况、乳腺导管的通畅情况。所以乳房小的妈妈同样可以很好地喂养自己的宝宝，小乳房也有大惊喜。

乳房生产乳汁的秘密

妈妈们觉得很神奇，乳房是如何生产乳汁的？为什么乳汁能源源不断地流出来？乳汁又是怎样在妈妈体内汇聚和运输的呢？

乳汁从哪里来

乳汁是由乳腺的腺泡所分泌的，但乳汁分泌需要依靠垂体前叶产生的催乳素的作用；乳汁的排出，则有赖于垂体后叶神经分泌细胞产生的催产素的作用。当然，在乳汁分泌的调节过程中，还有雌激素、孕激素、生长激素、甲状腺素、肾上腺素、肾上腺皮质激素、胰岛素

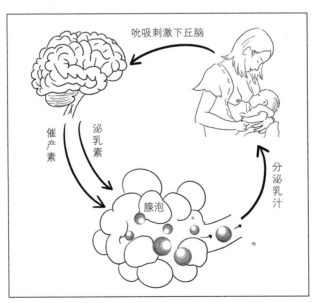

乳房生产乳汁的秘密

等许多激素的共同参与。婴儿的吸吮刺激了乳头内的感觉神经末梢，并沿脊髓上行，达下丘脑，使垂体分泌泌乳素及催产素，婴儿的反复刺激可使上述激素的分泌持续，母体从而能持续生产乳汁。

乳汁的汇聚和运输

从前面的乳房结构图中大家了解到，乳房主要由乳头、脂肪组织和纤维组织等构成。图片上那些像葡萄一样的小球就是腺泡，腺泡聚合在一起就是乳腺。乳腺由乳腺导管串联起来的韧带所支撑，乳汁就是从这些小腺泡中被制造并分泌出来的，然后汇聚到腺体内，通过细细的乳腺导管输送到整个乳房，乳头就是乳腺导管的开口，乳汁就从乳头溢出。

简而言之，乳汁是由乳腺小叶的分泌细胞制造产生的。产生后，乳汁进入三级乳腺导管主管，然后汇集进入二级乳腺导管主管，最后进入乳腺主导管运输到乳头（如下图）。

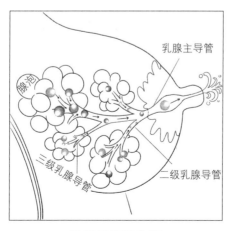

乳腺导管示意图

在"多喝下奶汤""催乳才能下奶"等盛行的社会观念影响下，现代妈妈的母乳喂养受到一些不正确的外在干扰，其实，只要真正弄懂乳房产奶的分泌机制和原理，即使哺乳期出现问题，妈妈们也都能迎刃而解，从而成为一个智慧又不盲从、淡定又不焦虑的妈妈。

变化而智慧的乳汁

乳房生产乳汁是一个内在的自然启动的过程，并不需要依赖外在人为手法如通乳、催乳、按摩等干预才能启动，而是垂体分泌催产素的过程受到神经反射性的调节，当婴儿吸吮乳头时对乳头产生刺激，乳房开始产生相应的反应，所以只有宝宝吸吮才是正常的启动方式。如果这个过程没有正常启动，比如，由于妈妈的身体问题或宝宝跟妈妈未完全磨合好而没能及时让宝宝吸吮，或宝宝吸吮姿势不当等都可能会出现乳房胀痛、乳头破损，导致无法正常启动泌乳，需要及时求医问诊。

变化的乳汁

Q: 什么是泌乳初始期、加速期和稳定期？

乳房分泌乳汁是一个动态、变化的过程，不同阶段有不同的特点。我们暂且把乳房分泌乳汁的过程分为初始期、加速期和稳定期。初始期和加速期由内分泌主导，乳汁的生成量与泌乳素等激素息息相关；稳定期由内分泌机制控制，乳汁的生成量由外在刺激，即乳汁的移出量决定。

1. 泌乳初始期，即从孕中期开始到产后两天。从孕中期开始，乳房就具备了泌乳能力，开始有少量清水样分泌物。脑垂体前叶分泌的泌乳素在泌乳中发挥着重要作用，它刺激乳腺细胞分泌乳汁，但此时体内大量的雌激素和孕激素起着主导作用，它们抑制着泌乳素分泌量，使得初乳生产量较少。

同时，乳腺细胞间存在间隙，母亲血液中的大量免疫活性物质会进入到初乳中。因此，产后初期哺乳对新生儿具有免疫保护作用，不仅有营养价值，而且有重要的免疫价值。尤其是在这个时候，乳房并没有明显充盈，泌乳量不大，适合新生儿的吸吮、吞咽能力，是母婴之间彼此熟悉和适应，建立良好母乳喂养关系的黄金时期。

2. 泌乳加速期，即从产后第三天到第八天，由于泌乳素的作用，乳汁由少量分泌变为大量分泌，俗称"下奶"。产后胎盘娩出，体内孕激素水平大幅下降，泌乳素分泌增多，使得乳汁加速生产。泌乳素的水平与婴儿吸吮的次数紧密相关，婴儿吸吮刺激乳头越多，妈妈泌乳素分泌越多。下奶时，部分妈妈会感到乳房变大，温热胀满，甚至有发紧的感觉，也有部分妈妈正常下奶，奶水充盈，并没有出现乳房强烈肿胀和不适感，所以不能以乳房是否变大和肿胀作为是否下奶的标志。

除了泌乳素促进泌乳，催产素（又称缩宫素）在泌乳中也发挥着重要作用，它能引发喷乳反射，民间俗称"奶阵"。催产素的生成也和婴儿的吸吮息息相关。婴儿吸吮刺激乳头，刺激生产催产素，催产素使得乳腺腺泡肌上皮细胞收缩，将乳腺腺泡中的乳汁压向乳腺导管，到达乳窦，当再刺激乳头时，乳汁会像泉涌或花洒一样从乳头喷涌而出。奶阵来时，乳腺导管扩张，奶量比较大，流速比较快，一次奶阵持续一两分钟，一次哺乳中会有数个奶阵。此时，妈妈会感到口渴，乳房有酥麻感、针刺感、抽搐感，或者有微胀、微紧、微痒的感觉，宝宝如果大口吞咽，会听到"咕咚咕咚"的吞咽声。

3．泌乳稳定期。在泌乳加速期之后，乳汁分泌进入稳定期，并持续到最后一次哺乳。这段时期，乳汁的分泌由乳房来控制，婴儿的有效吸吮和乳汁移出量是控制泌乳的关键，即宝宝吃掉多少，乳房就生产多少乳汁，此即母乳供需平衡的原理。

其中，泌乳素和催产素的分泌多少还跟妈妈的情绪有着千丝万缕的联系，当妈妈放松、自信，则有助于这两种激素的生产，自然有助于乳汁分泌；如果妈妈情绪紧张、焦虑、低落，则会抑制这两种激素的生产。常会听到人说，妈妈经历大怒大悲后，乳汁量会减少，甚至有些妈妈会停止泌乳，即没奶了，这都是有道理的，所以正向、积极的情绪对于乳汁分泌尤为重要。

总的来说，母乳喂养是母婴之间相互影响、互相配合的过程。乳房在孕期和哺乳期的发育及泌乳，根本目的是生产乳汁喂养婴儿，而乳汁的生成是一个动态、变化、智慧的过程，不仅与妈妈的身体、精神状态、哺育方法和技巧相关，而且与婴儿吸吮乳汁的能力和母婴之间母乳喂养良好关系的建立息息相关。因此，要想母乳喂养成功，其中的关键不仅要求妈妈有良好的哺育能力和状态，而且要观察宝宝的吸吮表现，以及妈妈和婴儿之间的亲密接触。

Q：什么是初乳、过渡乳和成熟乳？

妈妈的乳汁是聪明、智慧的乳汁，乳汁的成分会随着宝宝的需求而变化，如母乳中的蛋白质会根据婴儿的不同生长阶段以及生长需要作出相应的调整，以满足婴儿的各种营养需求。根据母乳生产的不同阶段，可将母乳分为初乳、过渡乳和成熟乳三类。

1. 初乳。指的是产后 1 ~ 7 天所分泌的乳汁。初乳的量比较少，但是也可以满足婴儿出生后几天内的营养和免疫需求。初乳中的蛋白质、脂溶性维生素、矿物质、铜、铁、锌、抗体、寡糖、乳铁蛋白比例都比成熟乳高。

同时，初乳中含有更多的蛋白质和免疫活性物质，其蛋白质含量最高，是成熟乳的两倍；免疫物质能提供婴儿出生时的首次免疫，促进婴儿自身免疫系统的发育和建立。初乳富含胡萝卜素，颜色比成熟乳黄，质地比较黏稠；其富含的寡糖，能帮助婴儿建立正常的肠道菌群，促进胎便排出，降低新生儿黄疸发生概率。

2. 过渡乳。系初乳向成熟乳的过渡。一般指的是从产后 7 天到产后半个月左右的乳汁，这个阶段，乳汁产量比初乳有大幅增加，乳房进入加速产乳时期。过渡乳的蛋白质和免疫球蛋白浓度有所下降，而脂肪、乳糖含量和水溶性纤维素浓度有所增加。

3. 成熟乳。一般指的是产后半个月以后的乳汁。这个阶段，成熟乳的成分逐渐稳定，尤其是蛋白质维持在相当恒定的水平，成熟乳中的蛋白质含量虽较初乳偏少，但因各种蛋白质成分比例适当，脂肪和碳水化合物以及维生素、微量元素丰富，并含有帮助消化的酶类和免疫物质，所以仍优于其他乳类。成熟乳中含有适合婴儿消化的各种元素，钙磷比例合适，且具有易于婴儿吸收，铁易于吸收等优点，这些是各种动物乳所不能比的，所以说母乳是婴儿最好的天然食物。

Q：初乳要挤掉，这种说法对吗？

不对。初乳很珍贵，初乳赛黄金。初乳是浓缩的营养精华。初乳含有丰富的免疫球蛋白、乳铁蛋白、溶菌酶和其他免疫活性物质，可以增强宝宝的抗感染能力；初乳中的脂肪和乳糖都比成熟乳要少，更适合新生儿的消化特性；初乳还有帮助宝宝建立肠道菌群的作用，促进新生儿排泄胎便。有一位哺乳妈妈说："婆婆当时让我挤掉了初乳，现在一想，像丢掉了几百万元，别人都说这是宝宝的第一剂疫苗。"因此，初乳千万别浪费。

智慧的乳汁

妈妈们可能不相信，乳汁有着自己的智慧，会随着宝宝的需求而有规律地变化。

Q：前奶和后奶有什么区别？

在哺乳早期，前奶和后奶并没有明显的区别，妈妈每次在哺乳过程中，最开始分泌的乳汁脂肪含量比较低，蛋白质含量比较高，随后分泌的乳汁脂肪含量逐渐增加，蛋白质的含量逐渐减少，因此乳汁的最后部分脂肪含量较高。

随着宝宝月龄的增加和哺乳次数的减少，可能吸出来的乳汁比较稀薄，主要成分是水分和蛋白质；可能吸出来的奶外观颜色较白并相对稠厚，这是因为其富含脂肪、乳糖、微量元素和其他营养素，能提供更多热能。

一般情况下，如果宝宝正确吸吮一两分钟以上，就能同时吃到"前奶"和"后奶"，因而不要纠结宝宝吃奶时间是否太短或者宝宝吃到的奶是否没有营养等问题。

Q：乳汁也会变色吗？

乳汁的颜色与泌乳处于不同阶段即初乳、过渡乳、成熟乳，与母亲的饮食和乳腺导管本身的状态，以及乳房疾病均有关。

1.当初乳过渡为成熟乳后颜色会逐渐变成乳白色。

2.服用维生素、药物和色素较重的食物都可能使得乳汁颜色产生变化。有些妈妈吃了火龙果、红菜头后,乳汁颜色会发红,每个人的体质不一样,吃的多少不一样,代谢也是不一样的。

3.有些妈妈会出现褐色和淡粉色的乳汁,是由于吸奶器吸力过大,外力损伤导致乳腺导管中的毛细血管出血,血液随乳汁分泌时流出导致的,俗称"血奶"。也有可能是乳腺疾病导致的毛细血管出血,此时需要及时就诊,再决定是否可以继续喂奶。

4.乳腺导管的炎症导致乳汁中的分泌物颜色改变。特点是颜色多为暗黄色、暗绿色,比较稠厚,这是乳腺炎后从导管里出来的脓液。这种情况下,就建议把脓清理干净后再哺乳。

Q:我的乳汁是"淡绿色"的,这正常吗?

没有乳汁淤积,也不发热,但是吸奶器吸出的奶是"淡绿色"的,哺乳妈妈遇到这样的问题都会担忧。出现这种情况一般有以下几种原因:可能是妈妈情绪波动大,大怒大悲或过度惊吓后,乳汁变成了灰绿色,遇到这种情况,建议把乳汁挤出去再喂。还有一种情况,可能是妈妈食用了大量绿叶蔬菜后，乳汁的颜色会变成淡绿色，这种情况不影响哺乳。

Q: 挤出来的奶是红色或粉红色的是怎么回事？可以给宝宝喂吗？

乳腺内的毛细血管破裂后进入乳腺导管，导致乳汁中有血性的分泌物，它的特点是颜色较清亮，多为鲜红色，一般都是人为造成的组织损伤，比如：

1. 由不专业的人士揉捏乳房。

2. 妈妈自己挤奶时过度挤压乳房。

3. 不小心受了外伤，如挤、压、碰、撞等。

4. 吸奶器过度牵拉或吸奶时间过长。

以上这些都会导致出现红色或粉红色乳汁，受伤较重时是红色，受伤较轻时呈粉红色。出现这些情况后易引发乳腺炎，发热的可能性也较大，因为乳汁是细菌最好的培养基，血与奶混合的条件下细菌滋生得很快。

至于是否可以喂宝宝，要看出血量的多少，出血量不多，宝宝直接吃没问题（血量大了，宝宝喝进去也会呕吐出来，对宝宝影响不大）；如果是吸出来的血奶就不建议再喂宝宝了。

母乳喂养的妈妈更健康、更美丽

母乳喂养让妈妈更健康

母乳喂养对于妈妈的身体健康具有特殊的意义，这一点哺乳妈妈要及时了解。

Q：母乳喂养对妈妈好处很多，是真的吗？

母乳喂养确实对妈妈有很多好处。

1. 母乳喂养对妈妈的健康至关重要。现代医学研究证明，那些母乳喂养的妈妈，其乳腺癌患病概率要比从未哺乳的女性低很多，而没有经过母乳喂养的妈妈，是乳腺疾病的高发人群。因为在哺乳过程中，乳腺导管会逐渐通畅，激素水平得到调整，使乳房能保持健康的状态。一般的医生都知道：母乳喂养，可以减少乳腺癌、卵巢癌的发病率。

2. 母乳喂养有利于子宫更快恢复。产后妈妈的身体正进行着复杂的生理恢复，尤其是生殖系统。胎盘娩出后，每天子宫会收缩、下降约1～2厘米，10～14天后退入盆腔，6～8周恢复正常。越早开始母乳喂养，婴儿的吸吮刺激就会越早传至妈妈的下丘脑，从而释放催产素，促进子宫收缩，防止或减少产后出血。同时，促使恶露快速排净，起到预防产后感染的作用，让子宫恢复到分娩前状态的时间大大缩短，让子宫和身体得以更快恢复。

3. 母乳喂养激发女性潜能，让妈妈更坚强、更美丽。母乳是妈妈身体精华的汇聚，那是妈妈对自己所孕育生命的滋养，母乳喂养充满艰辛却非常伟大。刚经历十月怀胎的小心翼翼和用心呵护，平安顺利生下自己的小宝宝，不管是顺产还是剖宫产，妈妈的身体都经历了一场巨大的疼痛，有待休养恢复。但是，面对嗷嗷待哺的婴儿，新妈妈需要立即投身到一场新的母乳喂养"战斗"之中。

很多妈妈在生宝宝前，自己还是被爸爸妈妈呵护的女儿，但当婴儿一出生，角色立即转换，成为一个新妈妈，随即需要承担起对这个皱巴巴、肉乎乎，只会用哭声来表达的新生宝宝的照顾。顾不上伤口还在疼痛，顾不上休息，顾不上自己饮食的喜好，妈妈全身心喂养着宝宝。也许，侧躺哺乳时耻骨还在作痛；也许，都不知道该怎么抱着新生儿哺乳；也许，新生儿好久都含不上乳头，吃不到乳汁，急得大哭，妈妈着急得更想大哭。这真的是一场新的挑战和学习。

为母则刚，新妈妈们为了孩子的健康成长，不怕苦、不怕累、不怕少觉缺觉，24 小时"超长待机"，很快就成为照顾婴儿的"硬核"母亲，顺利完成了人生重要时刻的角色转换。看着在自己怀中"咕咚咕咚"大口吞咽的宝宝，妈妈心里的幸福感和满足感油然而生，这个流淌着自己血液，在自己的子宫里慢慢成长的小胎儿，出生后在自己乳汁的滋养下，慢慢地成长、强壮，需求越来越多，能坐起来、爬起来、站起来、走起来，能力越来越大，是一件十分开心的事。在这个过程中，妈妈也会变得越来越坚强、越来越美丽。

4. 母乳喂养，让新妈妈们自己成长起来。新生儿的成长，激发了以前自己都未曾意识到的坚强、勇敢、毅力和奉献，让妈妈们在生活能力和心理上都逐渐强大起来。

当然，母乳喂养不仅是妈妈对宝宝的哺育，宝宝也同样用自己的方式滋养着妈妈，这是一个生命与另一个生命的互相滋养和促进。妈妈用乳汁滋养宝宝，宝宝用吸吮给妈妈刺激，调动妈妈身体的机能来美化妈妈的肌肤和心灵。同时，宝宝快乐的笑脸、身体的每一步成长变化又滋养了妈妈的生命和内心，母亲的温柔、母性的光辉，让妈妈焕发出新的生机与活力，这是一种从内到外的美丽和强大！

母乳喂养让妈妈更美丽

有的妈妈担心哺乳会让乳房变形，导致自己变得不再美丽，其实，大可不必担心。

Q：母乳喂养会导致乳房变形吗？

　　母乳喂养是一种天性和本能，哺乳是乳房最基本也最伟大的功能。女性拥有的一对乳房，其重要作用就是哺育新的生命，为下一代输送营养和健康。在漫长的历史长河中，在没有配方奶的时候，妈妈们一直是用自己的双乳、用甘甜的乳汁来喂养宝宝。乳房在人类繁衍后代过程中发挥了不可替代的作用。因此，母乳喂养的妈妈虽艰辛，但伟大又美丽。

　　然而，部分新妈妈拒绝母乳喂养的理由，其中有一个是担心母乳喂养会让自己的乳房变形、身材走样。我们看现实生活中，很多妈妈亲喂孩子之后，乳房并没有出现变形、下垂等现象。但是，确实也有妈妈在哺乳之后，乳房就松弛和外扩了，这实际上跟遗传、哺乳姿势不当或反复的乳腺炎和乳汁淤积有一定的关系。

　　只要哺乳姿势正确，宝宝正确地含乳，对乳房没有人为的外在过分的牵拉、刺激，没有把悬韧带、乳腺导管、皮肤都拉拽得很松，是不会导致乳房有太大变形的。现在有些妈妈过多、过量地使用吸奶器吸奶，还经常用最大挡来吸，给乳房造成很大的外在压力和负荷，导致乳房越吸越大，越吸乳房里的脂肪燃烧得越多，最终导致越吸乳房变得越松弛。

母乳喂养对宝宝有益处

母乳喂养除了对妈妈有好处，对宝宝也有很大的益处。

母乳喂养让宝宝更健康

如今，社会上都积极宣传母乳喂养的观念，因为母乳喂养对宝宝的生长益处多多。

Q：母乳喂养对宝宝来说是最佳的喂养方式吗？

母乳喂养是最佳的喂养方式。母乳的营养成分能满足6个月内宝宝的全部营养需求，降低婴儿的发病率和死亡率，不易引起婴儿过敏，还能促进婴儿智力和情商的发育，增进母子感情等。

母乳中不仅含有满足婴儿生长发育所需要的元素，比如，水、蛋白质、脂肪、碳水化合物、各种维生素和矿物质；同时还含有大量免疫细胞和免疫活性抗体物质（免疫球蛋白、乳铁蛋白、白细胞等巨噬细胞和淋巴细胞），可以预防腹泻、感冒、佝偻病等多种疾病，让婴儿在获得基本营养的同时，增强抗病能力，减少过敏反应，还有提高新生儿免疫力和身体素质的特殊作用和功能。

据统计，在母乳中已经被人类发现的 1000 多种营养成分里，尚有 400 多种无法被现代科学技术所识别和复制。母乳含有任何其他乳品所不具备的各种免疫物质，尤其是初乳，其中含有大量抗体，使新生儿接收到第一次被动免疫，保护脆弱的身躯免受病菌的侵袭。

母乳在乳房里不需特殊储存，随需随喂，温度适宜，永不变质，省去了各种奶瓶、奶嘴等，不会造成消毒不严而引起婴儿的感染、腹泻等疾病，而且特别经济。母乳喂养使得母婴有更多的肌肤接触，这种肢体的触摸、亲吻的温暖，有利于建立母婴依恋感情，对亲子关系及新生儿以后的心理、行为及智力发育有着深远的影响。

母乳喂养给宝宝充足的安全感

1. 母乳喂养给予宝宝更好的营养、免疫和情感连接，有助于宝宝的身心发育，降低过敏的发生，减少成年后肥胖和慢性病的发生。

2. 母乳让妈妈和宝宝在生命之初，建立了坚实、可靠和温暖的连接，让宝宝更有安全感，更适应外在环境，更勇于探索，智力发育更好，情商更高；母乳喂养，激发出妈妈生命的更大潜力，让妈妈在生活中能够挑起重担、克服困难，从生理到精神得到质的提升，赋予妈妈更大的能量和动力，从而给宝宝更有安全感的爱。

（*本部分内容参见《母乳喂养理论与实践》，任钰雯、高海凤主编，人民卫生出版社，2018 年。）

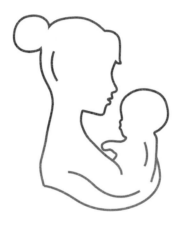

第二章

做好母乳
喂养的准备

母乳喂养前的检查和保健

母乳喂养应该从什么时候开始准备？部分妈妈没有准备意识，觉得母乳喂养是顺其自然的事情，认为"生完宝宝，自然就有奶，然后就喂呗"；也有部分妈妈做了一些母乳喂养的知识储备，但是未雨绸缪地全面做好母乳喂养准备的妈妈却很少。然而，母乳喂养不是一件想当然的事情，我们在门诊观察，有 80% ～ 90% 的妈妈虽计划着产后母乳喂养，但真正实现纯母乳喂养的妈妈可能不到 20%。

实际上，母乳喂养成功与否跟孕前的准备密切相关，妈妈们要想母乳喂养顺利，从准备怀孕时就要做知识储备，做功课。

孕前一定要做乳房检查

孕前 3 个月必须做一次乳房全面检查，如检查没有问题再备孕。

在备孕前半年或 3 个月的时候，应去医院做一次乳房检查（钼靶检查除外），主要是彩色超声检查双乳腺，排除有无乳房肿块、结节、乳腺增生和其他乳腺疾病。如果发现轻度乳腺增生，或原来就有的乳腺增生没有什么改变，症状不明显就不需理会；如果乳腺增生严重，症状明显则需要治疗，但应尽量采取物理疗法或药物治疗，不要用激素类药物；如果查出乳腺肿块或肿瘤，一定要妥善治疗后再怀孕。

因为如果患有乳腺疾病而仍然怀孕，受激素水平的影响，腺体会二次发育，肿块或纤维腺瘤会长得更快，必要的时候可能孕中期也要手术，那时候不仅影响产后哺乳，对宝宝不利，还会产生手术带来的不良后果，如流血、宫缩、心理压力等问题。有一位病人给我的印象很深刻，在孕8个月时，发现她右侧乳房有一个比较硬的肿块，进一步检查被确诊为乳腺癌，但孕期不能治疗，不能手术，只好提前剖宫产，最终不仅不能哺乳，还增加了疾病的治疗难度。

所以，只有孕前检查确认乳腺没有问题后，才可以放心备孕。为了将来的健康美丽，为了产后宝宝有营养丰富的母乳，一定要保护好自身最美的器官，一定要保护好宝宝的"饭碗"，一定要提前检查乳房并做好保健。

同时，在备孕期，要注重调整自己的饮食，饮食宜均衡和多样化，多吃蔬菜、水果、杂粮，忌油腻、大补，应季食物就是身体最好的滋养品，也是乳房最喜爱的"食物"。

Q：乳腺钼靶检查后影响怀孕吗？

钼靶检查属于X线摄片，从优生优育的角度来讲，最好间隔 6 个月以后再考虑怀孕。因为辐射在体内需要一个代谢的过程，如果间隔时间过短，X 线进入人体会给人体基因造成一定影响，从而影响胚胎发育。

孕期乳房的保健

Q：孕期乳房有哪些简便可行的保健方法？

1.用清水擦洗乳头，保持乳头清洁。孕期乳头护理对产后乳汁分泌和哺乳有着非常重要的作用。孕期要经常用温水清洗乳头，清除上面的积垢和痂皮，因为乳头会分泌一些油脂，脱落一些细胞以及分泌物，还会吸附衣服上的小纤维，这些都会堵塞乳腺导管开口。用温水清洗，可使乳头更干净，产后哺乳更顺畅。

孕五六个月以后，部分孕妇会有乳头分泌物，这是一种黄色的黏液分泌物，也有部分妈妈分泌物很少或没有，这都很正常，因人而异，主要跟激素水平有关。如果分泌物很多，不及时清洗，可能会结痂，妈妈们不要过多地用指甲去抠乳头，会导致损伤或感染。可以用温水清洗，或者用热橄榄油敷，等痂软化以后，用消毒纱布擦一擦，洗澡时再冲洗一下就好。

尤其要注意，孕期不要用香皂或者酒精擦洗乳房，特别是乳头，过度清洗乳头，会破坏乳头表面的天然保护层，易使乳头干裂，或出现感染等。

2. 不要刺激乳头。如果有性生活，一定不要刺激乳头，因为刺激乳头会导致宫缩，宫缩对胎儿的影响很大。即使是正常的宫缩，胎儿在子宫里也会缺氧；严重的宫缩，会导致早产。

3. 清淡饮食。饮食上荤素搭配要合理，且要清淡，不要吃太辛辣刺激的食物。孕期吃得太油腻或辛辣，容易因上火、湿热严重而出现乳头湿疹；同时，如果辣椒吃多了，将来孩子出现鹅口疮、红臀、婴儿湿疹等的概率会加大。同时，孕期不要吃太多海参或者吃得太油腻，不然，产后乳腺导管堵塞的概率会大大增加。

4. 选择合适的乳罩。孕期乳房会变大，应根据乳房大小变化调整合适的乳罩，注意及时更换乳罩的尺码和形状。应避免穿太紧的乳罩，并保持吊带有一定拉力，能将乳房向上托起，以保证血液循环通畅，避免产后乳汁淤积。同时，哺乳期也要注意，要穿戴宽松、透气的乳罩，这样会保护乳房，尤其在胀奶时，能避免乳腺导管堵塞。

另外，乳罩外面不要直接穿毛衣类衣物，毛衣的纤维易堵塞乳腺导管（治疗的过程中发现很多这类问题），也不要把乳罩放洗衣机里跟外衣一起洗，尽量单独手洗，以避免细菌感染。

同时，特别强调，孕期、哺乳期不要穿化纤等材质的内衣，最好穿纯棉质地的。棉质内衣更舒服，更透气，能减少乳头湿疹、皮肤湿疹等过敏问题的出现。

5. 避免乳房受凉。乳房受凉也会对哺乳造成影响。大家都知道，古代的衣服是有大襟的，前面都是双层衣料覆盖，就是为了保护人们胸部不受凉。孕期保护好乳房很重要，有些人夏天贪凉，空调直接往身上吹，或者冬天天冷未注意保暖，都会导致孕期乳腺组织受影响。乳房受凉、受寒之后，哺乳时会导致乳腺导管收缩痉挛，造成频繁乳汁淤积或乳房疼痛。

Q：乳头有扁平、凹陷，该怎么办？

乳头有扁平、凹陷的妈妈不必担心，在孕期坚持提拉乳头，或产后给乳头塑形，依然能实现全母乳喂养。

在孕期，妈妈们可以先简单评估一下乳头状况，方法是用两个手指在乳晕上面稍微挤一下，如乳头可以凸出来，就不算乳头凹陷，完全可以母乳喂养；如果手挤的时候乳头反而更凹进去，就要采取一些措施解决。

1. 针管提拉法。先用消毒纱布把乳头表面的油脂和杂质擦拭干净，一般乳头凹陷都会出现此类物质，然后再借用纱布的摩擦力把乳头提拉出来，注意要轻轻提拉。

具体步骤如下：

先拿两个 10 毫升的针管，一个针管去掉针管芯，切掉针栓，后部对着乳头；另一个针管的针栓插入前一个针管的针栓孔内，相当于两个针管对着头，最好用透明胶带固定一下；然后用带有针管芯的针管直接将乳头吸出来即可。

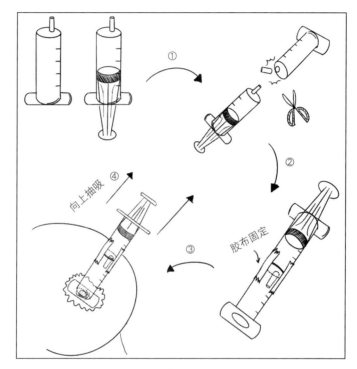

针管提拉法

2. 用最小号的拔罐器牵拉。一般药店或网上都有 12 罐的拔罐器，里面最小号的正好可以套在乳头上，可以帮助牵拉出凹陷的乳头，效果也很好。

要高度注意的是，当牵拉乳头时，如有宫缩就必须马上停止！这个方法也可以产后用，效果更好。应该知道的是，乳头凹陷或扁平处理得当也能成功亲喂。

　　总之，只要姿势正确、方法得当，不管什么形状的乳头都可以完美地哺乳。可以通过手法塑形把乳晕揉捏软，这样宝宝含接就比较方便，慢慢习惯乳头的形状就好了。关键是，不要焦虑、不要放弃，要有信心、有毅力，方法得当，掌握技巧就能成功实现母乳喂养。

做好心理调适，成为自信、放松和快乐的妈妈

妈妈们在实际哺乳和照料宝宝的过程中，会面临不少问题和挑战，这对妈妈们来说是身体和心理的双重考验，在家人的支持和帮助下，妈妈们要想顺利实现母乳喂养，自身的心理建设和调适尤为重要。

哺乳妈妈的心理变化

Q: 哺乳期的妈妈内心为什么很脆弱？

母乳喂养会让妈妈变得"玻璃心"，每次看到宝宝吃不饱，心情就变得不好。妈妈们不要因此灰心丧气，不要自我怀疑、自我否定，第一次当妈妈谁都没有经验。面对一个问题有些人说这样，有些人说那样，就跟"小马过河"的道理一样，我们要做一个独立的、有想法的人。有的妈妈一想到母乳喂养就有些害怕，问遍身边的人，哺乳是不是很难？宝宝吃不饱怎么办？身边的人根据各自的经验，有的说很难，让她千万注意，有的说很容易，没什么担心的。听了这些，妈妈们就更糊涂了，内心会变得很脆弱、多虑，但最后还是要自己鼓起勇气，勇敢去尝试，自己试过才知道母乳喂养到底是怎么回事。其实，妈妈们放松、自然面对就对了。

Q：哺乳妈妈要做好哪些心理调适？

1. 不要完美主义。有的妈妈有点儿完美主义倾向，想做一个无可挑剔的好妈妈，想给予宝宝十全十美的母爱，想提供给宝宝最好的物质生活保障。可是，理想与现实之间总有距离，过高的自我暗示和心理期许，会带来很大的压力。请放松心态，做一个力所能及的妈妈。

2. 不要教条主义。有的妈妈喜欢照书养，即严格按照书本知识来喂养宝宝，殊不知书本知识是僵化的，有可能过时，也有可能片面、不准确；而养育却因人而异，它是灵活的，妈妈们不要眼里只有知识和标准，而偏离了"宝宝的实际需求"这个中心。

例如：曾有一个宝宝3个多星期大了，体重却基本没有增长，妈妈坚持纯母乳喂养，家人提议母乳不够就加点配方奶，以保证宝宝正常发育。但是妈妈不相信自己母乳不够，经常抱着宝宝让宝宝吃母乳，即使宝宝饿得直哭，拒绝含乳头，她还是不让加配方奶。虽然母乳是宝宝最好、最安全的食物，但也要实事求是，尊重乳汁不足的现实，一方面，想办法提高乳汁分泌量；另一方面，也要满足宝宝生长发育所需的营养。

3. 不要过于迷信标准。有的妈妈看了很多育儿书，也在网上查阅很多资料，一旦发现宝宝的情况与那些标准有些许不同就心急如焚。其实每个孩子的食量都天生有别，吃奶的速度也有快有慢，没有人规定宝宝必须间隔多长时间才能吃奶。哺乳要顺其自然，要找到妈妈和宝宝之间专属的喂养节奏。

4. 不要盲目攀比。带宝宝的妈妈们免不了交流育儿感受和经验，当看到别家宝宝吃奶吃那么多次，吃那么久，长那么快，再看自家宝宝好像吃得少点，长得不如别人的宝宝时，一比较就会有高低强弱的区分和判断，便产生"怎么自家娃不如人家娃"的焦虑情绪。实际上，每个宝宝都有自己的饮食习惯和生长节奏，只要符合正常的生长发育曲线，大可不必着急。

5. 要拥抱和呵护自己。母乳喂养的妈妈不要把所有的注意力都放在宝宝身上，不要忽略了对自己的爱，爱宝宝的同时也要爱自己，不然身体承受不了，免疫力下降，也可能会频繁地患上乳腺炎。因此，妈妈们在养育时，心里装着宝宝的同时，也要拥抱和呵护自己。爱自己，才能更好地爱宝宝。要尽可能吃好、睡好、休息好，让自己保持健康的身心状态，做一个精力充沛的阳光妈妈，那样才有能力照顾好宝宝。妈妈身心健康、情绪稳定，宝宝才更有安全感，情商才更高。

6. 不要苛责自己，要相信自己。尤其对于新手妈妈们来讲，第一次当妈妈，肯定有一个学习实践的过程。别给自己那么大压力，当宝宝不会含接乳头或者妈妈乳汁不足时，妈妈就有一种很强的挫败感，对自己产生怀疑。请充分相信自己，不要因乳汁不足、乳腺炎等问题自怨自艾，觉得自己对不住宝宝而陷入负面情绪。即使出现问题，也要积极寻求帮助和解决方法，保持放松、自信的心态。妈妈的心情决定了整个家庭的氛围，妈妈开心，孩子安心，家人也顺心。

7. 不要纠结焦虑，平衡好自身的角色。比如，素食主义的妈妈会纠结于自己的饮食结构和宝宝的营养需求之间的矛盾。尊重孩子，就背离自己；尊重自己，又觉得亏待了孩子，甚至受到家人指责，说自己是一个自私的妈妈。这时候，请放下纠结和焦虑，在妈妈这个角色和自己的生活习惯之间做好平衡。

妈妈的及时心理调适对哺乳有着积极的作用，因为乳汁的分泌受高级神经中枢的影响很大，只有妈妈保持心态放松、精神愉悦、情绪稳定，才能促进乳汁的正常分泌，避免或减少各种哺乳问题的发生和出现，让母乳喂养之旅更加顺利。

孕期和哺乳期如何放松

Q：当了妈妈，还能出去社交吗？

能，走出去社交，有助于妈妈心理放松。

母爱之所以伟大就在于，做了妈妈后的自我牺牲。怀孕前或生宝宝之前经常约三五好友去逛街、吃饭，吃喝玩乐，自由自在，心无牵挂。自从有了宝宝后，社交圈变得越来越小，天天围着宝宝转，生活半径就是家庭。其实，只要身体允许，妈妈们完全可以积极地走出去，眼光不要局限于家庭和宝宝，应保持一定的社会交往，参加融洽温馨的聚会，倾诉和交流都可以大大缓解孕产期的紧张和焦虑情绪。

欣欣是一个认真负责的妈妈，生完宝宝第一个月母乳总是不够，要添加配方奶，她觉得本来能干的自己怎么连奶水都不够，于是有种受挫感。她闷在家里，哪里都不肯去，就守着宝宝，但自己多吃多喝，奶还是不够。直到她在同事的推荐下，参加了我们的新妈妈母乳喂养主题聚会，不同月龄的宝妈欢聚在一起，各自分享自己母乳喂养的成功经验，以及母乳过程中的有益教训等。在聚会中，欣欣也讲述了自己的苦恼，得到了不少妈妈的好建议。她放下了压力和自责，调整情绪，补充睡眠后，乳汁渐渐多了起来，最终实现了纯母乳喂养。

母乳喂养虽说看似一件稀松平常的事，但真正到了母乳喂养期，才会出现一些意想不到的问题，接触到未曾想到的困难和磨难。如妈妈胀奶了，是正常生理胀奶，还是堵奶或患了乳腺炎；宝宝吃奶吃很久、不睡觉、吐奶等很多具体真实的问题，都压在妈妈的心头。这时候，如果能走出去，跟有哺乳经历的妈妈们多交流，跟朋友们求助甚至是闲聊，都会化解压力，甚至收获解决问题的真招和实招。同时，跟好朋友见见面，看看最新的电影，逛逛商场，找点生活的乐趣，拓宽生活空间，让生活丰富多样，都可以缓解新妈妈的角色紧张和压力。

所以，当了妈妈仍可以继续社交。

Q: 妈妈们需要运动还是静养？

运动与静养之间并不冲突和矛盾，一方面，妈妈们要注意静养休息好；另一方面，不管在孕期还是产后，都要根据自身身体状况开展一些适当的运动锻炼，这对于身心健康大有裨益。尤其在月子期间，妈妈们要多注意卧床休息，但不能一直卧床不下地，要量力而行，进行一些身体能够承受的活动，促进体内血液循环，增加乳汁分泌，但要注意避免久坐久站。在冬季，要避免过早接触凉水；在夏季，要保持适宜室温，空调温度不要太低，以免着凉受寒，也不能捂得严严实实，避免中暑。

童童在8月份顺利晋级为新妈妈，童童妈从老家来照顾月子，她根据自己当年坐月子的经验，不准童童开空调，不准洗头洗澡，不准下地，不让外出，说是完全静养才能保证将来健康，还让童童穿着长衣长裤，睡觉盖被子，门窗紧闭，避免受风。童童相信妈妈都是为了自己和宝宝好，尽管不习惯、不舒服也忍着，导致整天大汗淋漓，睡不好，吃不下，直到有一天晕倒，送到医院才知道是中暑了。可见，在生活条件已经改善的现代，上一代传统坐月子的方式并不都是可取的，一定要根据实际情况坐月子，要科学有度。

产后一个月，只要妈妈的身体状况允许，天气良好时，每天都可以出去活动一下。其实宝宝也很喜欢户外，外面的世界对于宝宝来说是一个全新的、未知的世界，宝宝很乐意有妈妈陪着出去转转，探索外面世界的精彩。

家人要成为母乳喂养的坚定支持者

母乳喂养不是妈妈一个人的小事，而是全家人的大事，需要全家总动员，形成母乳喂养的友好家庭环境和氛围。

爸爸在母乳喂养中的角色和任务

爸爸在母乳喂养中要成为妈妈的坚定同盟军和得力助手，从心理支持到生活照护，要全方位配合和帮助妈妈。

夫妻关系是家庭关系中的第一位关系，丈夫在孕产期尤其要关注、呵护和照顾妻子。随着宝宝这个新家庭成员的到来，男人也升级为爸爸，更应积极、勇敢承担起自己的抚育责任，做一个力所能及的超级奶爸；同时，要夫妻同心、做好配合、全力支持，共同养育好宝宝。

一方面，当家里对母乳喂养有不同的主张和声音时，请爸爸尊重妈妈的想法，成为妈妈的坚定盟友，并发挥好桥梁和润滑剂的作用，跟长辈做好沟通交流。既让妈妈享有充分的自主权，能按自己的意愿、理念和方式来养育宝宝，又免受长辈的指责和强迫；同时让长辈的好心"软着地"，不应让老人觉得女儿或儿子长大成家了，就不听自己的话，和自己对着干了，要营造和平友好的家庭氛围。

萌萌成为新妈妈后虽然身体很累，但是心情很好，因为丈夫在她产褥期、哺乳期都坚定、温柔地支持她。在婆婆质疑她母乳不足要加奶粉的时候，在婆婆批评她懒，不给孩子把尿的时候，在婆婆挑拨夫妻关系说她凡事都支使老公的时候，丈夫没有只听一面之词，而是耐心地听她讲，并且负责做好与老人的沟通工作，让萌萌拥有当妈的自己做主的权利。丈夫为她提供了有力后盾和心理依靠，让她拥有了和畅的心情。家里充满了新生命降临的欢乐和喜悦，没有针锋相对和摩擦，她的乳汁很充足，产后恢复得很好，宝宝长得很健康。

另一方面，爸爸要成为妈妈的得力帮手，而不是旁观者。新手奶爸只要想学肯干，很快就可以晋升为超级奶爸。比如，多向身边的资深奶爸取经，跟书本学习等；下班回家后，多承担给宝宝拍嗝、换尿布、做辅食和哄睡等养育任务。爸爸在育儿路上的出手相助和担当，可以分担、化解妈妈的育儿压力和焦虑情绪，也可以用实际行动传递对妈妈的支持和爱。

小瑞在休产假带宝宝期间，觉得最动听的声音是下午下班后钥匙开门的声音，那是丈夫回家的信号，她的"育娃帮手"回家了。在产后最初的几个月里，她天天都盼着丈夫回家，作为新手妈妈，她有种力不从心感，虽有自己的妈妈帮着带娃，但是她更依赖宝宝爸爸。爸爸学着换尿布、拍嗝，陪宝宝聊天，爸爸在家她会有种安心感。从每日的照料中，爸爸增长了很多育娃技能，大大缓解了妈妈的紧张和焦虑感。

奶奶、外婆等长辈应支持母乳喂养

如果是奶奶、外婆等长辈帮忙看着宝宝，请奶奶、外婆等长辈不要轻易质疑妈妈母乳不足而执意加配方奶粉。请长辈们放心并相信妈妈，母乳喂养应让妈妈自己做主。

宝宝出生后，长辈疼爱心切，奶奶或外婆都会前往给予照护，想发挥自己过来人的经验和力量。可是不得不承认，虽然出发点都是为了宝宝好，但不管是婆媳之间还是母女之间，育儿理念和方法都存在一定的分歧和差异。奶奶、外婆那一代人的母乳喂养经验建立在那个时代的物质和生活条件基础上，有些经验并不一定适用于新时代的哺乳实践。

长辈总是担心宝宝吃不饱、吃不够，习惯性地质疑妈妈的母乳够不够，同时，身处"配方奶媲美母乳"的广告宣传攻势下，轻而易举就能买到各种配方奶粉。于是，有些长辈会劝说妈妈加奶粉，甚至在哺乳妈妈坚持纯母乳喂养，不给加配方奶时，会公开指责妈妈，说她不是一个合格的妈妈，不让自己的孙子吃饱，觉得自己在家里受了委屈。有些长辈更是行动派，趁哺乳妈妈休息或睡觉时，悄悄给婴儿添加配方奶。

实际上，宝宝多吃多吸多刺激，才能促进乳腺导管通畅。乳汁分泌是一个逐渐增多的过程，如果奶奶、外婆自我臆断妈妈乳汁不足，给宝宝用奶瓶喂配方奶，不仅会造成宝宝乳头混淆，让宝宝不想再用力吃母乳，而且会造成妈妈乳汁分泌减少、堵奶等问题。

每位女性在生完孩子后，都会被人询问：有奶吗？孩子吃饱了吗？奶多的妈妈可以从容回答，奶少的妈妈被问来问去，就会产生压力，会抑郁、会焦虑、会心情不好、会失去信心、会自责，导致乳汁越来越少。家人和亲属一定要多鼓励、多支持，帮助哺乳妈妈树立自信心。哺乳妈妈要相信自己，要有毅力，耐心地多让宝宝吸吮，告诉自己，乳汁已经在波涛汹涌的路上，很快就能实现全母乳喂养了。

母婴照护人员应成为帮助者和同行者

现在，有些妈妈在长辈不能参与照顾宝宝的情况下，会寻求月嫂、育儿嫂、护士等母婴照护人员来帮助自己带娃。这种情况下，请一定聘请那些支持母乳喂养、具有正确母乳喂养知识，并掌握一定母乳喂养技巧，能成功协助妈妈们母乳喂养的母婴照护人员。母婴照护人员应该成为妈妈母乳喂养路上的帮助者和同行者。

遇到一位好的照护人员，是新手妈妈的幸运，母乳喂养是否能成功跟月子里的照护人员有很大关系，好的照护人员应该是"母乳喂养支持者"，是有耐心指导和引导妈妈的人，这是对母婴照护人员的基本要求。一个想喂母乳的妈妈，遇到一位没耐心或觉得吃不吃母乳无所谓的照护者，是一件令人遗憾的事情。

下面跟我看手稿记录，看看对妈妈是否有启发。

记录一：场景——宝宝刚出生

促使你母乳喂养成功的照护者会说：宝宝刚出生，胃口还很小，常喂母乳，大小便正常的话就说明吃饱了。不喂奶的时候你就尽量休息。

不支持母乳喂养的照护者会说：你刚生完，要多休息，等下奶了再给宝宝吃也来得及。

说重点：宝宝早期的吸吮刺激，对奶量的上升至关重要，早期不刺激，奶量通常就跟不上。如果在生完前几天不喂，换来的是整个月子都在追奶，非常不划算。

记录二：场景——宝宝刚吃过奶没一会儿，又想吃了

促使你母乳喂养成功的照护者会说：小宝宝出生头几天，吃得频繁是正常的，母乳喂养就是按需喂养，每天喂奶8～12次以上，能够帮乳房更快、更多地产奶。

不支持母乳喂养的照护者会没耐心地说：你看他张着嘴找，说明还是饿，总是欠一点儿，过几天黄疸升上去就麻烦了，还是加点儿奶粉吧。等你奶下来了就好了。

记录三：场景——宝宝不睡觉

促使你母乳喂养成功的照护者会说：宝宝困的时候，会释放一些信号，比如眼睛发呆、打哈欠等，我们再观察一下吧，每个宝宝都有一些自己的特点。

不支持母乳喂养的照护者会没耐心地说：宝宝吃饱了，就应该不哭不闹能睡着。你看他还不睡觉，肯定是没吃够，不睡觉孩子怎么长啊？先加点儿奶粉吧。

记录四：场景——出院回家，该喂夜奶了

促使你母乳喂养成功的照护者会说：母乳喂养是按需喂养，宝宝如果醒了，夜里咱们侧躺着喂奶，之后也不影响睡觉。

不支持母乳喂养、没有耐心的照护者会说：你现在身体很虚弱，需要休息，夜里宝宝和我睡就好了，你不用起来喂奶，等你出了月子再说。

说重点：等出了月子，没有耐心的照护人员走了，留个"烂摊子"给你，因为宝宝没有养成良好的习惯，你又想实现全母乳喂养，却由于吸吮的频率低，乳汁分泌不足，导致你在哺乳的道路上一直追、追、追。

记录五：场景——喂完奶宝宝还是哭

促使你母乳喂养成功的照护者会说：宝宝哭不一定是饿了，咱们要稳住，我看看是不是尿了，是不是困了、饿了或者其他的原因。

不支持母乳喂养、没有耐心的照护者会说：一定是没吃饱，我现在就去冲奶粉。

照护人员很辛苦，在宝宝出生头几天她们休息得也很少，主要是因为宝宝吃奶比较频繁，产妇也需要更多的休息，所以照护人员就辛苦一点儿、少睡一点儿。过了这几天，妈妈奶量就能足量供给宝宝了。

所以大家看，支持和促进母乳喂养的照护者会分析宝宝的各种情况，不会将所有原因都归结为宝宝吃母乳没吃饱；而不支持母乳喂养、没有耐心的照护者，遇到婴儿的各种状况时，都会不假思索地加奶粉，导致本来可以母乳喂养的妈妈反而失去了较好的培养母乳喂养习惯和养成母乳喂养规律的机会。

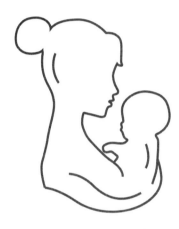

第三章

迎接
哺乳期的挑战

科学开奶，事半功倍

妈妈平安、顺利生下自己的宝宝，连空气中都充满着新生命降临的喜悦和欢欣，要恭喜妈妈，妈妈辛苦了。接下来，妈妈要用自己的乳汁哺育宝宝了，不得不说，哺乳之初首先就面临着正确开奶的挑战，面临着乳头疼痛、乳房不适和乳汁不足的挑战，上班之后面临着维持泌乳量和背奶的挑战。但是不要怕，只要掌握正确的知识和方法，妈妈们也将轻松化解挑战，享受母乳喂养的幸福和自在。

产后是否可以科学开奶十分关键，妈妈们应该懂得科学开奶的原理，才能不走弯路，顺利开奶。

宝宝是开奶的关键

Q: 什么是真正的开奶？

"开奶"即人们常说的"下奶"。真正的开奶指的是宝宝多吸吮，经宝宝吸吮，乳汁才会开始分泌。开奶不是用吸奶器用力吸，找通乳师使劲儿地推和揉，那样反倒容易造成对乳房的伤害，造成乳头、乳晕的水肿或乳腺腺体组织的粘连，对哺乳造成很大的障碍。

每个妈妈开奶的情况都有不同，有些妈妈刚分娩完，乳腺导管就很通畅，用手捏捏乳头就有乳汁；有些妈妈的乳房胀得跟石头一样，可是用手捏却出不来乳汁；有些妈妈孕期就有乳头分泌物，但是因产后盲目喝下奶汤，反而导致乳腺导管堵塞而不能及时开奶。

开奶后，有些妈妈乳汁很多，有些妈妈乳汁不太多，只要宝宝能顺利吸上奶，满足营养和生长需求就可以。

Q: 产后怎样做才有助于开奶？

产后第一天是母乳喂养的关键时期，宝宝早接触、早吸吮有助于早开奶。让初生宝宝多趴在妈妈身上，有助于刚从子宫里出来的宝宝从触觉和味觉上更熟悉妈妈，获得更多安全感，增进亲子连接。

产后 2 小时内，是第一次母乳喂养的黄金时间。当这个湿漉漉、粉嫩嫩的小宝宝躺在妈妈的怀抱里，依偎在妈妈胸膛的时候，妈妈会觉得生命如此神奇。出生后，对宝宝来说最舒适的地方当然是妈妈的怀抱和胸膛，妈妈的拥抱能给宝宝安抚，让宝宝有安全感，让宝宝感受到母体的温暖。此时，及时吸吮乳头就是妈妈在教宝宝如何"用餐"，宝宝的吸吮能使乳头神经末梢受到刺激，通知下丘脑快速分泌泌乳素，从而使乳汁大量分泌，让宝宝享受他人生中的第一顿大餐。

所以在分娩后 2 小时内，要让宝宝吸吮妈妈的乳头，即使妈妈和宝宝都很累，即使这时用手还是挤不出乳汁，也不管妈妈是顺产还是剖宫产，都要让宝宝吸吮。有些妈妈因为剖宫产，伤口疼痛，还要输液，就不愿意给宝宝喂奶，怕疼或者怕影响孩子，但是，不要因为这些原因而错过母乳喂养的"黄金两小时"。

要相信新生儿的生命本能，他们有着强烈的觅乳欲望和能力，在没有外界干预和影响，在妈妈乳房还没有胀奶、乳头不发胀的时候，他们就能遵循自己的本能，很快学会自己吃奶。

让宝宝早吸吮、多吸吮，刺激泌乳素和催产素分泌，一方面，有助于乳汁的生产；另一方面，有助于乳汁移出，避免生产的乳汁积攒在乳房内，导致乳房胀痛明显，甚至导致乳汁淤积。

曾有一个新妈妈，生完宝宝之后因为身体虚弱，当天晚上整宿睡觉，没有给宝宝喂奶，于是家人给宝宝喂了配方奶。第二天早上，新妈妈的乳房胀得像两个大铅球，这是因为宝宝出生1小时内曾吸吮过母乳，刺激了乳房分泌乳汁。晚上，妈妈身体中的泌乳素分泌比白天多了几十倍，乳汁大量分泌充盈，但此时，宝宝却吃了配方奶，没有吸吮乳汁，故导致乳汁积存过多，乳房一下子就胀了起来。如果当时宝宝多吃母乳，就可以极大地缓解乳房肿胀。

因此，产后前几天尤其要注意及时给宝宝吸吮乳汁，不仅要在产后2小时内就开始让宝宝吸吮，夜里泌乳素分泌多的时候，也要给宝宝吸吮乳汁。不要因为怕累、怕剖宫产伤口疼等原因，不给宝宝喂奶。

不要设定和干预宝宝的吸奶次数，一般来说，新生儿一天吃奶达8～12次左右，每隔两三个小时就吃一次。当然，母乳喂养是因人而异的，有些宝宝隔半小时或者1小时就要吃奶，要注意观察并尊重宝宝的吃奶需求。

总之，多吃多吸就会让开奶事半功倍。

Q: 产后宝宝的第一口奶，真的那么重要吗？

很多人都觉得，"刚生完宝宝，哪儿来的奶？孩子哭了，一定是饿了，快喂奶粉"！细看这一句话有好多问题，为母乳喂养的失败埋下了伏笔。

其实，从怀孕开始，妈妈的乳腺就在积极准备，宝宝降生，万事俱备，只欠吮吸。第一次哺乳的最佳时间为生产后的 2 小时之内，如果 2 小时内能开始哺乳，也就是让宝宝吸第一口奶，将大大提高母乳喂养的成功率。将宝宝抱在怀里开始喂奶，通过宝宝吸吮的刺激，下丘脑才能分泌出激素告诉身体该产奶了（上饭了）。所以，尽早喂奶才是下奶的关键，同时，宝宝的第一口奶吃的是母乳还是配方奶也很关键。

没有母乳的情况下，不一定要吃奶粉充饥。宝宝刚出生时，胃口只有一颗玻璃球大小，只能容纳 5 ~ 7 毫升奶，到第三天也只需要 20 毫升奶左右，初乳是完全够宝宝吃的。就算妈妈没有奶，宝宝也可以扛过最初的两天，只要体重下降没有超过刚出生时的 7% 就不需要添加配方奶粉。

很多宝宝第一口奶吃到的不是妈妈的初乳，而是配方奶，这将直接影响妈妈及时产奶。很多妈妈因为一开始就喂了奶粉，之后再也停不下来，最终造成母乳不足，无奈只好采取人工喂养。

第一口奶吃配方奶粉，将使得宝宝今后发生过敏的概率明显提升，而母乳则不会。宝宝第一口奶吮吸的是奶瓶，而不是乳房，会让宝宝本能地认为吃奶瓶的方法才是对的，加上吸吮母乳比吸吮奶瓶要费力，非常容易造成乳头混淆，导致宝宝只吃奶瓶而拒绝吸吮母乳。此外，新生宝宝胃口极小，用奶瓶极容易喂多，造成宝宝消化不良。

其实很多正确、科学的母乳喂养知识妈妈都知道，但执行起来却难上加难，有时抵不住长辈的压力，抵不住老公的妥协，更抵不住月嫂和其他照顾人员一听到宝宝哭就动摇的决心，让初为人母还慌乱不堪的新妈妈更不知如何是好，最终还是听从了错误的建议。

期待医者仁心，越来越多的产科医生和儿科医生能提供给妈妈更多专业、科学的母乳喂养指导和建议。

胀奶与通奶

Q：如何识别生理性胀奶和病理性胀奶？

部分妈妈在哺乳初期，乳房在"开奶"前，会出现胀奶的情况。双乳会出现十分胀、敏感、发热、有肿块的感觉，有的会一直胀到腋窝，可能还有一点儿发热，甚至会出现"乳房像石头一样硬"的状况。这是因为，随着产后泌乳素的增加，乳房开始加速乳汁分泌，乳汁开始增多，如果乳腺导管不通畅，就易导致胀奶。

生理性胀奶的特点是：乳房不痛但有些硬，且硬点比较均匀，哺乳后会变得松软。此时，妈妈要放松心态，避免过度紧张和担心，胀奶是乳汁分泌增多，宝宝需求量少或乳腺导管通而不畅的一种自然反应，要注意有规律地多喂宝宝母乳，相信胀奶的现象很快会过去，一般在一两天内就会得到缓解或消失。

出现生理性胀奶时应注意：

第一，不能用吸奶器吸奶，因为此时乳腺导管不通，吸奶会造成乳头水肿，乳头水肿后，细如发丝的乳腺导管排流乳汁会遇到更大的障碍。

第二，不能大力地揉、捏、挤、压乳房。这样做，腺体组织水肿后，乳汁排流依然会遇到阻碍，还有可能造成腺体组织粘连、积乳、囊肿等不必要的麻烦。

最好的方法是轻揉乳头，并多让宝宝吸吮。

病理性胀奶的特点是：乳房疼痛，并且硬如拳，且是局部一块很硬，出奶缓慢或不畅，甚至宝宝根本吸不出奶。这时，一定不要用吸奶器，企图用最大吸力来吸出乳汁。吸奶器吸奶时生硬和持续的外力会造成乳头水肿，导致乳汁更不易被吸出。

这时，妈妈可以在让宝宝多吸吮的同时，自己轻揉乳头，有助于乳腺导管畅通，把乳头上乳腺导管开口这扇门打开，让乳汁能够顺利移出，这才是唯一且正确的办法。

有的妈妈会问，如果自己轻揉乳头，还是没有解决胀奶，怎么办？胀奶如果处理不当，很有可能引发乳腺炎，增加很多痛苦，打击母乳妈妈的积极性，也很有可能导致回奶，这叫一步错，步步错，所以，如果出现无法解决的问题，请及时求助医生。

Q：胀奶时，一定要按摩通乳才能开奶吗？

现在有部分妈妈，刚分娩完就请人给自己按摩通乳，说是能帮助早点开奶。其实，开奶有一个过程，正常的生理性胀奶，只要宝宝有效吸吮，勤喂多吸，自然就会开奶，并不是每个妈妈都一定要通乳才能开奶。过度、过多、过于用力地按摩乳房，是一种"暴力通乳"，是不科学、不可取的，对乳房是一种人为的、外在的伤害，容易造成对乳腺组织的损伤，反而给哺乳造成很多麻烦，如腺体组织粘连，频繁的乳汁淤积（堵奶），乳汁减少，反复乳腺炎和积乳囊肿等都有可能发生，这些都是妈妈们哺乳道路上的绊脚石。

兰兰在孕期就做好打算要母乳喂养，她跟同事聊天取经后获知，产后一定要及时开奶，可避免胀奶，也可避免患乳腺炎。在产后两天还没下奶时，她就开始紧张，赶紧找人疏通乳房，通奶的时候很疼，她很怕疼，但是更怕得乳腺炎，于是咬牙坚持。

她办了套餐，连着疏通3天，没想到，产后半个月就堵奶了，只好又找通乳师疏通，没想到竟然得了乳腺炎。去医院治疗才知道，就是因为在开奶前通乳时揉得太厉害了，损伤了乳腺组织，才造成乳腺腺体粘连，诱发堵奶甚至乳腺炎。因此，开奶时揉捏乳房通乳并不是每个妈妈都必须做的，不正确的按摩反而适得其反。

实际上，开奶前乳腺导管还没有完全通开，按揉乳房根本不起作用，而且此时乳房腺体组织非常脆弱，正在"调试运行"状态，用蛮力去揉，有可能造成腺体粘连。

有的妈妈哺乳期堵奶、乳腺炎等问题频繁出现，就是遭受了"暴力开奶"，乳房被揉得太厉害，才导致乳腺腺体组织粘连；还有的被揉得乳头水肿，乳汁更加排流不出，最终形成脓肿，所以，对于是否选择及何时选择通乳，妈妈们要谨慎。

Q：通奶次数越多、时间越长越好吗？

几乎堵过奶的妈妈都找通乳师按摩疏通过，误以为通乳次数越多越好，多通几次就会让乳汁更畅通，也好得快，其实不然。现在社会上有少数人利欲熏心，把通乳做成乳房保养的生意，会建议妈妈定期做乳腺疏通，做好"保养"。真相是不必要、不恰当、不正确的通乳，效果会适得其反。

有经验的医生和经常堵奶的妈妈用经验告诉你，每一次不正确的通乳都是对乳腺的一次刺激，会让你分泌更多的母乳。为什么我们每次只给妈妈们通几分钟就好了，严重一些的也就 20 分钟左右，就是因为我们是按照乳房的解剖结构，按照乳腺导管堵塞的部位，准确到位，轻柔、通透、用巧劲儿对付病灶，并不是用大力气满把抓，对整个乳房揉捏推按。

科学、正确的通乳一定要以"治疗不疼，解决问题快，不痛苦"为原则。通乳过程中若感受到疼痛，疏通再长时间也是"伤害"。有的通乳师号称一次就彻底通了，那是不专业的。往往通乳之后，妈妈们的胸口还是胀成大石头，一不通就又堵了。其实大部分妈妈堵奶不会很严重，宝宝正确地多吸吮就可以通畅了，但不正确的通乳手法，有可能导致更严重的后果。因此，不少经常通乳的妈妈反复堵奶却找不到原因，根源在于哺乳期乳房很脆弱，几个小时不正确的通乳反而带给乳房无形的伤害。

正确的通乳只需几分钟就能解决问题，从而让奶水通畅，让妈妈们实现母乳喂养。不要相信多给你通一会儿会更好，打着"我为你好"的旗号，占据道德高地的治疗者。如果治疗很痛，治疗时间很长，就应及时喊停，不要把本来就有问题的乳房弄得雪上加霜。

同时，也应注意以下问题。

1. 拒绝通乳前用毛巾热敷。无论是针对乳汁淤积还是乳腺炎，热敷只能让病情加重，奶是细菌最好的培养基，加热后细菌只会繁殖得更快。

2. 拒绝双手重叠用力向中间推压乳房按摩。

3. 拒绝环形乳房按摩和螺旋形乳房按摩。

这些不正确的手法按摩会损伤乳腺组织，会让已经有问题的乳房更肿、更痛。

产后就喝汤下奶不科学

下奶汤的正确喝法

产后要多让宝宝吸吮，顺其自然地让乳汁由少变多。大多数新手妈妈在3天左右乳汁才能逐渐分泌，初乳大部分不能满足宝宝的需求，当听到宝宝因为吃不饱哭得撕心裂肺时，基本上全家人的心理防线都会崩溃，而且大部分宝宝都会出现生理性黄疸。医生还会告诉你，多吃、多喝、多排，黄疸才消得快，这时候如果妈妈乳汁不够还不想加奶粉，就会轮番喝各种下奶汤，其实，这样做万万不可。

如今，人们的观念要改，以前是营养跟不上了要补充营养，现在是营养过剩，妈妈们不需要大补或喝各种下奶汤来下奶，顺其自然即可。

泌乳素有一个上升的过程，乳房也是第一次承担哺乳这样繁重的任务。腺泡充盈后，乳腺导管也是在慢慢地向外输送乳汁，如果是乳腺导管不太通畅或乳汁来得太多、太快，就会出现生理性胀奶。刚刚生产后，乳房就像一个还没有熟透的水果，不用加工、不用揉捏、不用催熟、不用"补充营养"，下奶时要像果实熟透让汁液自然流出来那样，只需顺其自然即可。所以，产后就喝下奶汤是不科学的。

月子酒、浓汤，真的有效吗

Q：喝月子酒来催奶，对吗？

无论哪种月子酒里都含有酒精，即使煮沸后酒精也有残留，酒精可以毫无阻碍地通过妈妈的乳汁进入宝宝体内，严重损害宝宝的身心发育和健康。

有一位哺乳妈妈发信息问我："宝宝睡了快 7 小时了，怎么都叫不醒，怎么办？"我问："宝宝呼吸和脸色怎么样？"妈妈回信息说："呼吸正常，脸色有点红。"我说："肯定是你喝了醪糟。"她说："太对了，我喝了两碗醪糟，吃了 4 个鸡蛋，半个小时后又喂了奶。"于是，就出现了宝宝睡不醒的情况。

还有一位哺乳妈妈喝了月子酒，宝宝吃了她的奶后，呼吸困难，脸色赤红，去医院急诊，被诊断为"酒精过敏"。毕竟每个宝宝的体质不同，对含有酒精的奶的反应也不同。

还有一种情况就是，敏感宝宝一旦感觉乳汁有异味，就不再吃奶了。

因此，用月子酒下奶要慎重，且不说月子酒催奶的效果如何，妈妈们更要注意防止酒精度过高，影响宝宝吃奶，甚至对宝宝造成伤害。

Q：喝浓汤真的会下奶又大补吗？

很多人觉得，喝浓汤又下奶又补身体。不少产后妈妈每天喝各种鸡汤、鱼汤、骨头汤、猪蹄汤等，觉得这些食物又有营养又催奶。实际上，这些汤含有嘌呤和脂肪、盐、大料等，不但不利于身材恢复，还会因营养汤水中脂肪含量较高而影响乳汁，使乳汁黏度增高，浓稠而不易排出。如果宝宝吃不完，有可能造成乳汁淤积而导致急性乳腺炎。

曾有位妈妈说，自己月子受凉了，手、脚都疼得不行，仔细看她手指的关节都变大了。于是医生开了检查单，查了尿酸，发现指标很高，最后确诊是高尿酸血症，就是因为喝了大量浓汤导致的。

因此，如果哺乳妈妈实在爱喝汤，可以试着补充水、小米粥、豆浆、蔬菜粥等。

Q：喝了很多种下奶汤，奶还是不多，怎么回事？

下奶汤不是金钥匙，不要太殷切地期待一碗碗的肉汤灌下去，乳房就会像变魔术一样乳汁四射。每个人的体质不一样，乳汁少的原因各不相同，解决的方法也不一样，如果都盲目地想通过喝下奶汤来催乳，可能追来的不是奶，却是乳汁淤积、乳腺炎，也有可能追来的是自己的身体"胖了一圈"。

我们要分析原因找重点，解决问题就不难。奶水不多最主要的原因就是乳汁没有很好地从乳房里移出来，并不是真的缺少营养。所以，哺乳妈妈不用着急去补充制造乳汁的原料（喝汤），乳汁不是靠哺乳妈妈吃出来、喝出来的，而是靠宝宝频繁的吸吮，把乳汁转移到宝宝胃里的。

秀秀乳汁不足，每次哺乳都很紧张。她带着宝宝来接受哺乳指导，听完医生的建议后她调整了哺乳姿势，改善了宝宝含接乳头的角度，不是只含住一点点乳头。只含住一点点是乳头疼的原因，是乳头破损的原因，是吃不到奶的原因。调整后，宝宝含住乳头和乳晕交接的地方，哺乳时立刻不疼了。宝宝吃完后，乳房上的肿块全部消失了，变得松松软软，秀秀轻松愉快地走了。

可见，实现全母乳喂养，真不只是下奶汤能解决的问题，奶水不足也有可能是其他原因导致的，正确认识和解决问题，才能实现全母乳喂养。

你需要了解的正确哺乳常识

母乳喂养前不需次次清洗乳头

过度清洁乳头会洗掉乳头上的需氧菌，并不利于宝宝肠道菌群的建立，反而让宝宝失去得到有益菌的机会。

因此，妈妈平时喂奶时只要做好基本清洁就可以。乳头接触最多的就是内衣，衣物要勤加换洗。乳头不用每次喂奶前都擦洗，要是流汗了想要洗洗就用清水洗即可。但是，每次喂奶前要把手洗干净，妈妈的手接触的东西多，细菌也就多，喂奶前洗手，可以避免宝宝感染不必要的细菌。

人生活的自然界，不是无菌的环境，妈妈们要尽量放松、自然地哺乳，不必太在意是否每次都要清洗乳头的问题。

> 李乐乐每次喂奶前都会清洗乳头，即使宝宝哇哇大哭等着吃奶，她也要洗完乳头再喂，喂多少次奶就洗多少次。宝宝3个月时，她患了乳腺炎找我看病，问我："王医生，我家宝宝四五天大便一次怎么回事？"我问她："你是不是有洁癖？"李乐乐笑了，说"是的"。我告诉她，过分的清洁会把依附于乳头上的需氧菌杀死，宝宝无法获取这种菌，便不利于肠道菌群的建立，没有稳定平衡的肠道菌群，大便自然不正常，宝宝的消化吸收功能和免疫系统也会受影响。

两侧乳房都要喂

很多妈妈喂奶时只喂一侧，可等到换另一边之后宝宝就不吃了，妈妈索性把另一侧留着下次再吃；或者有的妈妈习惯喂一侧，就一直让宝宝吃到饱。其实，喂两边才是自然的喂养。

妈妈们为什么会长两个乳房，难道仅仅是为了对称或好看吗？不是，两个乳房哺育宝宝乳汁才更充足，如果一个出问题，另外一个会代偿性地产更多的奶。很多人都认为奶是留存在乳房中的，存得多了宝宝才有得吃。这就造成了另一个误区：胀奶才是有奶，不胀奶就是奶不足。

通俗地讲，身体泌乳的过程就是前店后厂、现产现销的过程。宝宝吮吸乳头会给下丘脑发信号，刺激泌乳素的分泌，这就像在告诉妈妈"宝宝要吃奶，赶紧生产"，于是热乎乎的乳汁就从乳腺中分泌出来，再从乳头喷射或流出来，这就是大家口中常说的"奶阵"。

宝宝刚降生，妈妈刚开始分泌乳汁，这个阶段是亲子喂养磨合的最初阶段，因为供需不平衡而出现胀奶现象是正常的。但随着宝宝不断进食、吮吸，妈妈通过喂奶的过程对宝宝的需求不断进行评估，最终达到供需平衡，胀奶现象就会慢慢消失，乳房会回到正常状态，不胀也不硬，宝宝吃的时候现产现销。

但前提是，要喂两边！不然会"顾此失彼"，另外一个乳房会不舒服，也会把乳房撑得松弛。

还有一种情况是，宝妈觉得没吃的这侧很胀，感觉很难受，担心会堵奶就用吸奶器吸出来。这下子下丘脑又接收到了另一个信号：另一侧奶也吃光了，哦，原来宝宝需要双倍的奶啊！下次还得产得比这次更多才够宝宝吃。结果就是，奶胀得很快，下次喂奶的时候流速特别快，同样的喂奶时间，宝宝无形中却多吃了很多母乳，结果就是宝宝吃得过多，出现胀气的情况。

喂两侧的根本目的是，达到母乳量和宝宝需求的供需平衡，也就是说，母乳是活的——这也是母乳最神奇的地方。乳汁的量和营养成分会随着宝宝的生长需要和奶量变化而不断调整，并达到动态的平衡。

总之，两侧喂和单侧喂的优势和劣势是特别明显的，具体如下。

1. 两侧喂的优点

• 确保身体了解宝宝对母乳的需求量。

• 保持乳腺导管的畅通，防止乳汁淤积，避免乳腺炎。

• 避免喂养不当引起的大小乳房。

• 换边的时候，可暂时打断宝宝的进食，避免孩子一直保持狼吞虎咽这一节奏而吃多。

• 因换边导致每侧吃奶时间有限制，加快吃奶效率，有效避免安抚式吮吸。

看到了两侧喂的优点，那么对应起来，就不难总结出单侧喂存在的问题。

2. 单侧喂的缺点

• 破坏身体对宝宝需求的正确判断，破坏供需平衡，造成乳汁过多。

• 没吃的一侧会长时间无法排空，容易造成乳汁淤积，引发乳腺炎，轻则发热，重则形成脓肿甚至需要手术。

• 容易吃偏，造成乳房不对称，破坏平衡美，造成大小奶。

• 宝宝在一个节奏下进食，对吃饱的敏感度降低，易吃多。

- 没有吃奶的时间限制，吃奶效率低，易形成安抚式吮吸。

如果宝宝吃两侧，看起来似乎比吃一侧时的需求变少了，但是当乳汁吃不完，乳房无法排空的时候，身体会自动作出调整，减少乳汁分泌来配合宝宝的需求。也许刚开始吃两侧，宝宝可能吃到的都是前奶，但不出一两天，母乳就会自动调节好，保证每次吃到的奶都符合宝宝的生长需求。

按时喂养还是按需喂养

母乳喂养是一种最自然的喂养方式，但也要根据宝宝和妈妈的状态来喂养，不能像配方奶喂养那样定时定量。

在门诊，经常有妈妈问我诸如宝宝一天吃多少顿、母乳要喂多久、喂多少奶合适之类的问题。其实，我想告诉所有的妈妈，母乳喂养是一种最自然的根据宝宝和妈妈的状态来喂养的方式。

简单来说就是，产后 6 个月内，只要宝宝想吃，随时可以喂，这种最健康的喂养方式并不拘泥于是否到了"预定的时间"以及必须遵循"预定的量"。

按时哺乳是直到现代才提出的一种喂养方式，这种喂养方式可能更多的是从规律性上考虑；而按需哺乳在我国已经有很悠久的历史，母乳喂养应该根据不同宝宝的个体需求来进行。有的宝宝生长发育比较快，那么所需要的营养当然就多，哺乳的频率就应高一些，如果我们严格、死板地按规定时间哺乳的话，就很容易让孩子在饥饿时哭闹不止、烦躁不安。

有一天，在门诊的走廊里，有个宝宝哭闹不止，出于职业习惯，我关心地问了一句："宝宝为什么哭啊？"宝妈说："还没到哺乳时间又饿了，再等 15 分钟就可以喂了。"我把她安排到医生休息室，待她坐下后跟她说："你要让宝宝自然快乐地成长，不要在你规定的条条框框里成长，你所谓的'科学喂养'不一定科学，但是母乳喂养早期的按需喂养一定是自然的，自然的就是科学的。"她听后觉得很有道理，打算以后开始注重科学喂养。

亲喂、吸出来喂与吸奶器的使用

Q：没有办法知道宝宝吃了多少奶，吸出来喂对吗？

母乳喂养是喂养宝宝的最佳方式，具体包含两种方式：一个是母乳亲喂，另一个是奶瓶喂母乳。除了母乳本身给宝宝带来的好处以外，妈妈和宝宝的肌肤接触，是妈妈和宝宝情感连接的最佳方式，最有利于宝宝的大脑神经系统发育，最有利于宝宝安全感的建立，也最有利于妈妈很快进入母亲这个角色，帮助妈妈产生更多乳汁，所以亲喂才是自然状态。

很多哺乳妈妈担心、忧虑，每次母乳喂养后不知道宝宝吃了多少奶，怕宝宝饿着，于是要把奶吸出来看着奶瓶的刻度喂才放心。是的，乳房没有刻度，不能看到存储多少乳汁、排流了多少乳汁，母乳亲喂的确没办法也不能直观地测量宝宝吃了多少奶，但并不代表妈妈真的无法判断宝宝吃够了没有。最好的判定方法就是，宝宝吃奶后是否安静地入睡，或高兴地玩耍，大小便是否正常，生长发育是否正常。妈妈在与宝宝的磨合过程中，如果放松心情，慢慢观察，就能总结出宝宝的成长需求。

Q：让宝宝休息，发挥一下吸奶器的功能，行吗？

用吸奶器把乳汁吸出来喂宝宝是不对的！

很多新手妈妈把吸奶器当作"开奶神器"，甚至日常用吸奶器将奶吸出来喂，其实这种方法是错误的。让宝宝充分吸吮是最好的喂奶方法，吸奶器不是开奶器，也不可常规使用，它正常使用的前提是妈妈有充足的奶水及畅通的乳腺导管。

吸奶器能吸出多少奶由很多因素决定，包括乳头的长短、乳腺导管的通畅程度、吸奶器的压力、吸奶器的质量，等等，而宝宝的吸吮更为智能，肯定能吸到更多的奶。做个形象的比喻，吸奶器就像中间商，只能得到妈妈奶量的一部分，而宝宝却是直销商，吸吮之中不断给妈妈下丘脑发出信号需要更多的乳汁，然后让妈妈分泌泌乳素，这相当于在直接给厂家下订单，乳汁会因此而源源不断。所以，吸奶器吸出的乳汁只是其中一部分而已。妈妈们应尽量亲喂。

学会正确手挤奶的方法

为什么要学习手挤奶的方法

手挤奶是妈妈自己用手按压乳头，移出乳汁的方法。手挤奶比吸奶器更智能，因为妈妈比通乳师更了解自己，力度和手法都由妈妈自己控制。正确的手挤奶，可以在需要乳汁移出时运用，而不是使用吸奶器，有效避免了吸奶器对乳头和乳房的伤害，也更加方便。

当宝宝或者妈妈住院，母婴暂时分离时；当乳房胀奶疼痛，但是宝宝吸吮不出乳汁，或者拒绝吸吮时；当出现乳汁淤积、乳腺炎，需要及时将乳汁移出时，手挤奶会十分方便。如果妈妈自己会手挤奶，就可以随时随地自己移出乳汁，缓解胀奶时的不适感；若患了乳腺炎，手挤奶可以及时疏通乳腺导管，避免乳汁淤积加重，有助于乳腺炎早日恢复，有效地解决很多母乳问题，保护好妈妈的乳房和身体健康，保护好宝宝的"口粮"。乳房是宝宝的饭碗，乳房很神秘，也很脆弱。如果没有问题，不建议妈妈自己挤奶，毕竟你不懂乳房的解剖结构，力度掌握不好也有可能损伤腺体组织。

萌萌是一个频繁堵奶的问题母乳妈妈，有时遇到问题又恰逢我去外地讲课不在门诊时，她就焦虑不安。为此，我教给了她用轻柔手法挤奶的办法，学会后她也能自己解决一些小问题了。

手挤奶的正确手法

轻揉乳头、挤压乳晕是手挤奶的关键。不要一味拉乳头，也不要过多挤压乳房，那样是不会有乳汁流出来的。

当乳腺导管通畅，乳房没有淤积肿块，或母婴分离而需要手挤奶时，轻轻地揉乳头、挤压乳晕，一边挤一边刺激乳腺，乳汁就会排流出来，缓解胀奶状态，也可以将挤出的乳汁收集起来，储存在适宜的温度下，下次热完后给宝宝吃。

当乳房有乳汁淤积，一般即指乳房有明显的肿块时，手挤奶的窍门在于——肿块在乳房哪个方位，大拇指就在乳头的哪个方位，它们的方向是对应的。比如，肿块在乳头上方，大拇指就在乳头上方用力；当肿块在乳房下方时，就以食指或中指用力。手挤奶能有效排出乳房内积存的乳汁，让肿块很快消退。以下为手挤奶的正确手法。

第一步：观察。

第二步：轻柔提捏乳头。

第三步：按压乳晕。

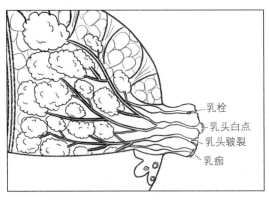

乳栓
乳头白点
乳头皲裂
乳痂

第一步：观察

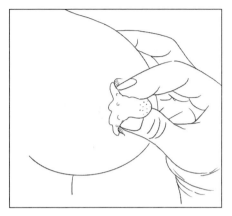

第二步：轻柔提捏乳头

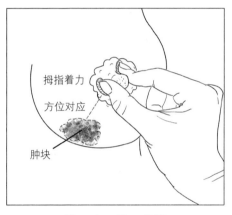

第三步：按压乳晕

不正确地用手挤奶对乳房的危害

长期不正确地用手挤奶对乳房还是有危害的。长期挤奶会导致乳房皮肤的破损，引起局部皮肤的增生，如果奶挤得不均匀，甚至会导致乳房大小不一，影响乳房的美观。过度挤压乳房还可能引起乳房下垂，如挤奶用力过大，甚至会导致乳腺导管的阻塞、破损，导致局部乳房包块、结节等形成。

如宝宝定时吸吮，妈妈是不需要用手挤奶的，通过定时的喂奶，乳腺导管自然会变得通畅，使乳汁不断地分泌。若用手挤奶也要运用轻柔、不疼痛的正确手法。

挤奶一般在乳房有问题的时候进行，因为乳腺导管不通畅，局部出现肿块，才会选择手法挤奶，使乳腺导管的肌细胞收缩，从而使乳腺导管通畅，乳汁的分泌增多。但是当乳腺导管通畅了，还是需要继续进行母乳喂养，让宝宝不断地吸吮乳头，使乳汁继续分泌。所以，在后期的哺乳中，不需要过多地用手挤奶，直接让婴儿吸吮就可以了。

减少用手挤奶，可以减少对乳房造成的不适感，避免乳房受损。同时可以让婴儿主动地吸吮，使乳汁的分泌更多，满足宝宝需要的奶量。

面对吸奶器和手挤奶的选择

有的妈妈表示，使用吸奶器吸奶完全没有问题，不会堵奶，也没有任何不良反应。实际上，吸奶器的不良影响因人而异，对有的人会非常明显，有的人则基本不受影响，所以不能一概而论。

乳腺科医生根据多年的临床经验，都建议妈妈们最好不要用吸奶器吸奶，特别是患有乳汁淤积或患过乳腺炎的妈妈。吸奶器使用过度对乳腺导管有较大损害，容易形成硬结，增加堵奶的风险。有的医生建议妈妈采用手挤的方式背奶，有的医生则不建议妈妈自己挤奶，只可亲喂。

　　当然，每个人的体质和情况不一样，适合自己的就是最好的，医生看到的都是用吸奶器吸奶或者用手挤导致出现问题才来就诊的，没问题的哺乳妈妈也很多，只是医生没看到而已，学会观察和总结，适合的就坚持，不适合的就放弃。一直用吸奶器吸奶或用手挤奶的妈妈一定要时刻关注自己的乳腺。

乳汁不足，如何追奶

乳汁不足的对策

Q：哪些原因造成乳汁不足？

在现代社会，妈妈们普遍不缺营养，泌乳能力也正常，为什么会乳汁不足呢？原因有很多。

一是哺乳次数过少。长时间不哺乳或者延长喂奶间隔，不仅不利于乳汁的分泌，还会导致乳汁不足，如果坚持每天多喂几次奶，数天后乳汁分泌量就能增加，宝宝的体重就会增长。

二是婴儿的吮吸时间不够。应使宝宝吮吸两侧乳房的时间达到 5～10 分钟，如果在吃奶时睡着了，换到另一边吃宝宝就醒了，再接着喂就可以了。

三是不适当地加奶粉。过早地给宝宝加奶粉导致宝宝吮吸过少，也易造成母乳减少。

四是妈妈缺乏信心和热情。哺乳期间应该给予妈妈心理上的支持，告知其正确的哺乳方法。

五是婴儿吮吸姿势不正确，这会导致宝宝吮吸不到乳汁，也就不能刺激泌乳反射，纠正这种问题的关键是指导妈妈调整哺乳方式。

90% 的妈妈都是因为哺乳姿势不正确，即宝宝没有有效含接乳头，形成无效吸吮，而导致妈妈生产的乳汁没有及时移出；也有的因为妈妈乳头凹陷，宝宝含接不上乳头，从而影响妈妈正常的泌乳量，由此造成乳汁不足。

曾有一位新妈妈因乳房有肿块抱着宝宝来看门诊，在孩子 42 天体检时，体重从出生时的 6.7 斤瘦到 6.2 斤。一个多月了，宝宝体重未增，反而还减少了半斤，这对坚持母乳喂养的新妈妈打击很大，觉得对不起宝宝。

我观察新妈妈给宝宝哺乳时的姿势，发现宝宝只是噙住了妈妈的乳头，吸吮时发出"啧啧"的声音，哺乳完后，妈妈的乳头则被宝宝吸得扁扁的。我问了下妈妈，原来在之前哺乳时，宝宝吃着睡着，睡着吃着，一吃就是半个小时，放下就醒（其实没有吃饱），妈妈乳头疼痛，手臂和脖子也因长时间抱宝宝而肌肉酸痛，乳房里面发现有肿块（乳汁没有及时移出，淤积在里面），这就是哺乳姿势不正确的典型表现。

哺乳姿势不对，宝宝没有正确含接妈妈的乳头，没有吸吮到足够的乳汁，使乳汁供大于求，既导致乳汁滞留淤积，又抑制了乳汁分泌量，造成乳汁产量减少，宝宝吃不饱、吃不好，生长发育就慢。妈妈乳房也会出现不适感。接受指导后，宝宝体重增加很快，妈妈乳汁淤积的不适感也逐渐消失了。

Q: 什么是真性乳汁不足和假性乳汁不足？

乳汁不足根据原因的不同可分为真性乳汁不足和假性乳汁不足。

有些人是因为身体虚弱、营养不良，或者产后大出血而导致贫血，气虚、血虚才导致泌乳能力不足，乳汁分泌量不能满足宝宝，这是真性乳汁不足。

哺乳妈妈身体健康，泌乳能力充足，只是因为哺乳姿势不对、乳腺导管堵塞或情绪波动等问题而导致乳汁移出不畅，抑制了乳汁分泌量，导致乳汁不能喂饱宝宝，是假性乳汁不足。

刚分娩后，妈妈乳汁少很正常，这是因为泌乳素水平还没升高，乳腺导管还没通畅，如果尽早让宝宝吸吮刺激乳头，给下丘脑发出信号，让泌乳素升高，就能使乳汁增多。

刚开始母乳喂养的时候，要把宝宝放在身边，不要把宝宝从身边抱走，放在小床上自己睡，或让月嫂抱着睡。妈妈不单纯是一个喂奶的机器，如果宝宝不在妈妈身边，就做不到"多接触，多吸吮"，乳汁就多不起来；宝宝不在妈妈身

边，妈妈就无法安抚宝宝，与宝宝建立亲密的关系。宝宝从
母体来到这个世界上，除了基本生存所需的吃和睡，就是妈
妈的怀抱给予的关爱和安全感。所以，不要怕奶睡，这是使
宝宝内心感到充盈、富足和拥有安全感的开始，这是乳汁多
起来的关键因素。

Q: 乳房胀、硬，感觉有奶，宝宝却吃不饱是怎么回事？

乳房太胀、太硬，宝宝吸吮后还没松软，说明乳汁可能
没有排流出去，还有可能是乳腺导管不通导致的乳汁淤积，
这都会让乳房感觉胀胀的、硬硬的。如果喂奶前乳房胀胀
的，喂奶后软软的，哺乳时宝宝有吞咽的声音就是正常的，
这说明乳腺导管是通畅的，乳汁是充足的，乳汁排流出去，
乳房才变软了。如果哺乳时宝宝手蹬脚踹，拉扯乳头，吞咽
声不大，吃完后乳房仍然胀胀的，就说明乳腺导管不通畅，
宝宝没有真正吸到奶，也就会吃不饱，此时要找有经验的医
生轻柔地疏通乳腺导管，使其通畅。

Q: 乳汁不足的解决方法有哪些？

真性乳汁不足的解决办法。
因为哺乳妈妈自身体质弱、营养不良导致的乳汁不足，
需要注意调整饮食结构，适当进补，改善体质。由于产后大

出血或有贫血问题而导致的乳汁不足，具体的解决办法是：补充含铁食物或铁剂。

在饮食上应适当地吃一些动物的肝脏和血液制品，如鸭血、猪血、羊血，因为动物的肝脏和血液制品中富含铁元素，而铁元素是造血必备的原材料，适当地吃这些食物能够促进骨髓的造血功能，改善贫血症状。另外，应该适当地多吃一些新鲜的蔬菜，如菠菜，因为菠菜中富含叶酸和维生素 B_{12}，它们也是造血必备的原材料，可以促进骨髓的造血功能。

正常饮食外，可饮用三红汤，做法是：用 7 颗干大枣、一把花生、一把红豆，加水煮 15 ~ 20 分钟左右，把水过滤出来喝，剩下的原料还可以煮粥吃。一天饮用两次、三次都可以。

假性乳汁不足的解决办法。

1. 因哺乳姿势不正确导致的乳汁不足，可调整哺乳姿势，使宝宝含接乳头时妈妈不疼痛。哺乳姿势如果正确能保证乳汁生产量稳定，减少乳汁不足的发生率，让宝宝吃到奶、吃饱奶。

正确的哺乳姿势，需要妈妈和宝宝之间互相配合，即妈妈放松地喂，宝宝轻松地吃。首先妈妈要放松、自信，轻轻地抱住宝宝，从内心到身体都是松弛的，肌肉没有紧张酸痛，身体处于舒适状态。宝宝只有含乳正确，才能做到有效吸吮，以下是对哺乳姿势的一些具体、可感知的方面。

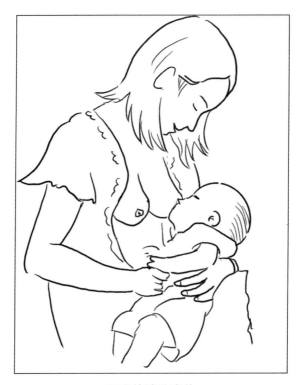

正确的哺乳姿势

一是看。看宝宝是否把妈妈的大部分乳晕含在了嘴里，而不是只噙着乳头；再看宝宝的嘴唇是否向外翻，像鱼嘴一样，而不是向内抿紧的；还要看宝宝吸吮的时候，面颊是否是鼓起来的，不是向内凹进去的；再看吸吮之后，乳头是否如初，而不是吸得乳头变形，像口红一样呈"圆润尖角"形。妈妈应该放松地抱着宝宝喂奶，体位舒适，而不是弓腰驼背，紧贴宝宝。

二是听。当宝宝吸吮时，妈妈能听到宝宝"咕咚""咕咚"大口的吞咽声，而不是"啧啧"的声音。

三是感觉。宝宝含接乳头正确时，妈妈不会感觉到疼痛；同时，妈妈会有喷乳反射，产生一种酥酥麻麻或伴有轻微刺痛的感觉；此外，妈妈的身体感觉舒适，不会感觉到喂奶后很累，肩颈酸疼、肌肉紧张，乳房也没有肿块。

四是观察。宝宝含乳正确，吸吮到了足够的乳汁，吃完奶会有明显的满足感，会自己松开乳头，身体舒展，拳头松开，这说明妈妈的乳汁充足，宝宝吃饱了能美美地睡觉了。

> 新妈妈玲玲的乳汁很少，乳房经常有硬块、肿块，吃了很多的发奶食物，喝了催奶中药，做了乳房疏通，尝试了多种方法，效果仍不佳，家人一度劝她直接断了奶省心。
>
> 实际上，经过检查和询问沟通，玲玲之所以奶少，并不是气血不足、身体虚弱等问题，主要是她的乳腺导管堵塞严重，吃得太油腻，排出的乳汁很黏稠导致的。后来她及时调整饮食，尽量清淡、少油、少盐，不追求重口味，多喝水、蔬菜汤、豆浆和红豆汤，再做治疗时，她的乳汁就像"天女散花"一样散落开来。她激动万分，觉得坚持母乳喂养有希望，不用再断奶喝配方奶了，她高兴地说"我的宝宝有饭吃啦"。

2.调整情绪，有好心情才有好乳汁。哺乳妈妈情绪不好会抑制产奶量，用中医的话说，会导致气滞血瘀。奶是气血化生的，气滞乳汁就少，此时可以多按两乳头中间的膻中穴，或用热水泡脚来缓解。

我们观察到，乐观开朗的妈妈心态放松，乳汁也充足，哺育宝宝往往更顺利轻松；爱着急、爱生气、各种纠结、追求完美的妈妈，乳汁会忽多忽少或乳汁不足，哺育宝宝更劳累。人的性格千差万别，哺乳妈妈的性格当然也不一样，对待哺育宝宝这件事，不同的妈妈会有不同的态度，大致分为两种：淡定型和紧张型，这两种态度在母乳喂养过程中表现得十分突出。

哺乳妈妈要放下各种担心和焦虑，及时释放不良的情绪，相信自己并拥抱自己，拥有稳定、平和的心态，好心情才会促进乳汁更好地分泌，满足宝宝的需求。

乐乐接受了"母乳喂养好"的健康科普教育，就一心想实现纯母乳喂养，可是因为剖宫产而开奶有些晚，前一个月乳汁不足要加配方奶。她有点闷闷不乐，觉得没有给孩子最好的"口粮"，有种受挫和不满足感。经朋友介绍她找到了我，做完检查后，我给予了她哺乳姿势的指导和心理的疏导，告诉她要保持心情愉快，不要纠结，妈妈的好心情也是给宝宝的情绪礼物。乐乐一下子释然了，不再每天纠结是以母乳还是配方奶喂养。没想到，有了好的心情，慢慢地乳汁越来越多，一周后就实现了纯母乳喂养。

3. 多亲喂、勤喂，给予乳房更多刺激。乳汁不足时，妈妈一定想找到窍门来追奶。实际上，只要自己有毅力、有耐心，在做到母乳喂养姿势正确，保持乳腺导管畅通，并有愉悦的心情的前提下，坚持多让宝宝吸吮，给予乳房足够的刺激，吃得多产得多，就能形成一个正向的良性的循环，乳汁不足的问题就可以解决了。

有的妈妈觉得乳汁不够，认为攒一攒奶就会多起来，于是当间隔两三个小时乳汁不够时，会一连攒四五个小时再给宝宝吃，如果还不够吃，就攒七八个小时。实际上，这是一个很大的误区，乳汁不是越攒越多，而是越吸越多。随着攒奶次数的增多，吸吮次数的减少，乳汁分泌会越来越少，甚至有可能自然断奶。

乳汁的供需平衡

Q: 宝宝吃完奶，要用吸奶器排空乳汁吗？

我们经常听说吃完奶要排空乳房，不然容易堵奶，造成乳腺炎。其实排空是一种抽象状态，生理上乳房是不会真正被排空的。乳房就是制造乳汁的房子，乳汁过度排空后反而会生产得更多，乳汁少宝宝吃完就没了，再用吸奶器没有意义，吸奶器也没有宝宝的能力强，因此，宝宝吃完以后不用往外吸奶。自然的就是科学的，没必要人为地干预。如果没有乳腺炎和乳汁淤积，就没必要过多地把乳汁挤出去或吸出去。

宝宝吃多少奶就等于给妈妈的身体下了多少订单，挤出来的奶等于是宝宝追加的订单，是在错误地给大脑发虚假信号，长此以往，母乳将供大于求，反而无法实现供需平衡。

我去讲公开课时，会纠正错误做法，对此，很多妈妈都有回应。有个心直口快的妈妈说，她知道这个道理太晚了，再加上通乳师的忽悠，前两个多月都把她掏空了，导致现在3个半月了奶量还是很大，宝宝都吃不完，已经喝了两周的炒麦芽山楂水，吃了好几次韭菜，可奶还是很多，都不知道什么时候才能真正达到供需平衡的状态。

乳汁突然变"少了"是什么原因

乳汁突然变少，一般有以下几点原因。

1. 妈妈心情不好。心情不好的原因很多，比如，婆媳关系不好，老公不理解自己，吵架、冷战、憋气等因素导致的心情不好，都会影响乳汁分泌。妈妈应调整心情，改变自己，为了宝宝有奶吃，别生气！

2. 乳腺炎未治愈。很多患了乳腺炎的妈妈，经退热、消炎等一系列的治疗结束后，乳汁却突然没有了。乳腺炎是乳汁变少的杀手，乳腺炎形成的肿块也是最不能忽视的，正规地治疗乳腺炎很重要。

3. 紧张、压力所致。上班后，因为紧张、压力、吮吸次数变少，导致奶少。这种情况下，因为妈妈与宝宝相处时间短，可能追奶追得有点儿累，但方法还是有的。除了前面的追奶方法外，妈妈们可以利用周末时间，放松的同时多让宝宝吸吮。

4. 宝宝厌奶期的影响。如果宝宝处于厌奶期，会吃得少，乳汁分泌也会减少。别着急，随着宝宝需求量的增加，乳汁还会多起来。

5. 药物影响。服用避孕药可能会让乳汁减少，应考虑停止服用。还有些药物如抗组胺药也有可能使奶量减少，应谨慎服用。

6. 孕激素升高。哺乳期怀孕后，孕激素水平升高，乳汁也会减少。

Q: 突然不胀奶是乳汁变少了吗？

木朵妈妈前3个月被胀奶折腾得不行，宝宝晚上吃饱后能一次睡5小时，可妈妈每隔3小时就要醒来挤一次奶，否则白天奶胀得很厉害，会感觉到疼痛！奶胀了3个月以后，又一下子变得不再有明显胀痛感了，此时，她又很担心，怀疑是不是奶量减少，宝宝会不会不够吃了。

其实，不胀奶并非是奶少不够宝宝吃，而是供需已达到平衡，这是哺乳期妈妈最幸福的事。

母乳的产生遵循一种供求关系原理，多吸就多产，少吸就少产，这个控制权在妈妈的身体里、宝宝的口腔里。宝宝的吸吮就好像在给母亲的乳房下订单，吸吮的次数多了，力度大了，妈妈的大脑就接收到生产更多乳汁的信号，妈妈的泌乳量与宝宝的需求量达到供需平衡是母乳喂养的最好状态。

因此，像木朵妈妈这种情况的宝妈不要着急，这是妈妈与宝宝之间的磨合达到了一个很不错的平衡状态，彼此已达到默契，妈妈的身体知道该生产多少奶，宝宝吃的奶大部分是现吃现产的。这是一件很值得庆幸的事情！建立母子（女）之间供需平衡需要的时间，每对母子（女）情况会有所不同，一般1～2个月时间就可以。大部分母乳喂养的妈妈3个月以后就会感觉很好，即乳房开始变软、不再胀奶、乳汁足够宝宝吃。

Q：奶量大，漏奶怎么办？

一般漏奶的原因有三种：一是气虚，比较胖的妈妈气虚的可能性大，人们常说"胖补气，瘦补血"，可以每天用黄芪 15 克泡水，连喝 7 天，会收到很好的效果，黄芪是补气的，如果上火严重就不要喝，可以喝两天蒲公英茶去火；二是乳腺导管里有乳栓、乳垢，导致乳腺导管开口闭合不全，造成漏奶，这时就要用正确的手法疏通乳腺导管；三是乳汁过多，这个不需处理。

> 静静家的宝宝 1 个月大了，纯母乳喂养，宝宝白天会连睡四五个小时不吃奶，她自己也好像存不住奶，奶阵说来就来，导致漏奶，用防溢乳垫导致乳房长了疹子，用毛巾垫着，两个小时就湿透了。她很苦恼，向我求教怎样才能不漏奶。

其实静静这种情况很正常，奶多、有奶阵、漏奶是值得高兴的！

漏奶是产后泌乳素水平较高，奶来得太快，刺激了肌细胞收缩而产生的喷乳反射，也叫奶阵或惊奶。所谓奶阵，在医学上叫"泌乳反射"，也有人叫"射乳"，即宝宝的吸吮刺激了乳头，让乳房输送出大量乳汁，妈妈喂奶时感觉乳房酥酥麻麻的，然后宝宝就开始大口吞咽，这时候就是来奶阵了。但大多数的妈妈泌乳反射并不强烈，因而很少有人有这种感觉。有奶阵是很值得庆幸的！

每个人来奶阵时的感觉都不一样，持续时间长短也不一样。

我常常说，乳房就像饭碗一样，奶多了就会往外溢。有位新妈妈跟我说："我一边乳房给宝宝喂奶，另一边乳房就汩汩地向外漏奶，等到宝宝转到漏的那一边吃奶时，奶已经漏光了，乳房也变软了。大家都说宝宝吃不到这边的奶，会饿着，于是就加了奶粉，现在不漏了，奶却好像快没了！"

上面这种做法是非常错误的！漏奶很正常，漏出去的奶是多余的，宝宝一边吃，妈妈一边产，奶是源源不断的。妈妈感觉奶漏光了，其实宝宝再吃还是会有的，没有漏完之说，如果添加奶粉，奶反而会越来越少。自动漏奶或喷射的奶量相较于宝宝摄入的量来说是很小的，这是乳腺导管的一种自我保护，这种现象随着宝宝月龄的增加，乳汁达到供需平衡后会自然减少。通过总结和观察，只有奶多和乳腺导管通畅的妈妈才会出现这种现象。

漏奶的妈妈只需要每次喂奶前准备一条干毛巾，如果奶阵来了，就用毛巾接着，等这一阵过去了，再让宝宝吃。慢慢磨合后，妈妈和宝宝就能达到供需平衡了。

调整哺乳姿势

哺乳姿势不正确容易形成恶性循环，不利于母乳喂养的实现。哺乳姿势不正确导致乳头疼痛—乳头疼痛导致害怕哺乳—害怕哺乳导致宝宝吸吮次数减少—吸吮次数减少导致乳汁不足—乳汁不足导致信心不足—信心不足导致添加奶粉—添加奶粉导致乳汁更少—乳汁更少就要追奶—追奶的过程中，乳汁还是不能很好地移出—导致乳汁淤积、乳腺炎—对乳腺造成伤害—妈妈身心俱疲—乳汁更少，纠结焦虑—最终无法实现母乳喂养。因此，妈妈们应十分重视调整哺乳姿势。

Q：哺乳姿势不正确的原因有哪些？

现在来门诊接受指导和治疗的，90% 是因为哺乳姿势不正确引起的各种乳房问题和宝宝的生长发育问题，很多人看到这里不禁要问，吃个奶有什么难的？为什么哺乳姿势还有正确和不正确之分？原因是什么呢？

1. 现在的哺乳妈妈们没有见过或者很少见到在街上或者其他公共场合掀起衣服就喂奶的妈妈了，这会被认为不文明、没素质，会被人指责，即便是在自己家里喂奶也会把宝宝抱到自己的卧室里去喂。所以，没见过别人喂奶的妈妈，自己喂奶时也问题频出。

2. 受很多不科学信息的影响。很多宣传材料上所写的哺乳姿势是胸贴胸、腹贴腹，宝宝把乳晕都含住。这样的哺乳姿势很多人都无法做到，就像遵循公式和定理一样，产后的新妈妈努力想做到，可是母乳喂养却不成功，反而非常累。但是，你有没有想过，每个人的胖瘦体质不一样，每个人的乳房大小不一样，每个人的乳头长短不一样，每个宝宝的需求不一样，宝宝跟妈妈的磨合也不一样，最主要的是，每个人的乳晕大小也是不一样的，不可能严格地按照标准来。

Q：哺乳姿势不正确的表现是什么？

哺乳姿势不正确的具体表现为：宝宝吃奶时妈妈感觉很累，宝宝边吃边睡，边睡边吃，一吃就是半小时或更长时间，放下就醒。妈妈的乳头疼，乳房里有肿块；宝宝吃奶时烦躁不安、拉拽乳头，吃完仍哭闹，生长发育不够好，这都是哺乳姿势不正确的表现。

很多新手妈妈说：以前一直认为，母亲给孩子喂奶是一件不费吹灰之力、水到渠成的事情。只要撩起衣襟，把孩子放到胸前，就会自然而然地乳汁横流，让宝宝吃饱喝足。一轮到自己，才发现根本不是那么回事，每次喂奶，都要费很大的劲儿才能把乳头塞进宝宝嘴里，有时宝宝含两三次都含不住，急得哇哇直叫，自己也累出一身汗，这些都说明妈妈要调整哺乳姿势了。

Q：什么是有效吸吮和无效吸吮？

无论是有效吸吮还是无效吸吮，宝宝在吃奶时的吸吮动作都会体现出一些特征，哺乳妈妈可以根据这些特征来判断宝宝的吸吮状况。

当宝宝进行有效吸吮时，嘴巴往往会张大、口唇外翻，整个含住乳头和乳晕，吸吮时缓慢却有力，常常会做出有规律的停顿，而且宝妈能听到宝宝的吞咽声。当宝宝的嘴唇松开乳房后，宝妈的乳头是圆的而不是扁的，宝宝看上去非常满足，没有了吸吮的欲望。值得注意的是，在经历过有效吸吮后，妈妈的乳汁分泌会变得更加旺盛，乳房不会持续发胀。

无效吸吮具有以下特征：宝宝在进行无效吸吮时，含住的乳头部位往往比较少，而且吸吮力量很小，很容易就能将宝宝与乳头分开。吸吮时动作比较快，能听到"啧啧"的吸进空气的声音，基本听不到吞咽的声音，而且在喂完奶后妈妈乳头会出现一些疼痛感，即使并没有在乳房上找到破损处也会感觉疼。乳头拿出来后就像一只新买的没用过的口红一样呈"圆润尖角形"。有些宝宝在无效吸吮时，"演技"可以说是非常棒了，就连妈妈都看不出破绽，总觉得宝宝把乳头吸得那么疼，肯定非常用力，却没想到力用得不对，虽然很卖力，但吃到的奶却很少。

很多乳汁不足的妈妈来看门诊，一看乳头，就能知道宝宝是怎么吃奶的,哺乳姿势正不正确,以及是有效吸吮还是无效吸吮。

宝宝长期无效吸吮,一方面会导致宝妈的乳头破损加重,最终造成乳头变形、乳头水肿等状况;另一方面可能会导致宝宝的营养摄入量不足,影响宝宝的发育。所以,宝妈在给宝宝喂奶时,一定要仔细地辨别清楚宝宝到底是有效吸吮还是无效吸吮,以免给自己和宝宝带来伤害。

Q:如何帮助宝宝改掉无效吸吮?

想要帮助宝宝改掉无效吸吮,妈妈应该先从自己的身上找原因,可以先改变哺乳的姿势,再检查是否是自己的乳房出了问题,有没有乳房肿块,有没有乳汁淤积,从而导致乳汁排流不顺畅。如果排除了自身的因素,应该检查一下是不是宝宝口腔有溃疡、肠胃或者其他方面的疾病,尽早解决这些问题,无效吸吮就能迎刃而解。

疏通乳腺导管

如果孕期、哺乳期吃得过于油腻,如大鱼大肉,导致营养过度,乳汁里的脂肪和蛋白质会造成乳汁稠厚,堵塞乳腺导管,自然导致乳汁流出不畅,宝宝难以吸出奶来。

有一位妈妈，在银行工作，三天两头就乳汁淤积、堵奶，堵了好几十次，号称"银行老堵"，就是因为饮食不当，吃得太过或者补得不对导致的。她在孕晚期时，经常大鱼大肉，每天吃两只海参，等她生完孩子哺乳时，就反复多次堵奶。

有的妈妈穿衣服时内衣外面直接套毛衣，尤其有些毛衣还易掉毛，这些毛衣的纤维等物质很容易进入乳房导致堵奶；还有的妈妈内衣和外衣一起在洗衣机里面洗，洗衣机水流的轮转冲甩，使得其他衣服上的绒毛、线头和一些细小的纤维沾附在内衣上。

Q：乳腺导管堵塞应怎样处理？

有乳汁减少、乳房疼痛等不适或问题时，一定要找医生检查乳腺导管有无堵塞。我们把乳头比喻成水管，乳腺导管就像隐藏的管道，如果管道有问题，是不是水流就慢、就少？一样的道理，乳腺导管堵塞会直接影响产奶量，严重的还会造成乳腺炎。对于这个问题，一定要明白其中的道理，才能顺利地进行下一步。如果是哺乳期的乳腺导管堵塞，可以通过疏通的方法来减少、治疗堵塞。有的乳腺导管开口堵塞可以在乳头上看到一个黄点，这时候对黄点进行一些处理（尽量遵医嘱），乳汁就会顺畅地流出；如果是比较细小的导管堵塞，通常就要采取挤压乳头的方法；如果乳腺导管有堵塞，乳头疼、乳晕硬，自己不会疏通，就需要求助临床医生进行疏通。

拥有稳定的情绪

有了孩子后，妈妈的责任和压力会增大，产生各种担忧，操心宝宝吃不饱、睡不好，等等，如果再遇到家庭养育观念的冲突和矛盾等，更会使得心情紧张、愤怒、抑郁，加重心理负担。实际上，负面情绪会抑制乳汁分泌量，导致乳汁不足，甚至没奶。

"90后"欢欢生完宝宝之后，本想让自己的妈妈来照顾自己，可是妈妈没有退休请不了长假，只好让婆婆来照顾。结婚前只见过几面的婆婆一下子住到了欢欢和老公的小家，本来就有些陌生，而且性格强势的婆婆什么事情都要做主，让儿子儿媳什么都听自己的。这让欢欢心情很压抑、低落，偏偏宝爸觉得家里吃什么、怎么吃的小事无所谓，婆婆是为了家人好，劝欢欢不要跟老人一般见识。欢欢更加抑郁了，觉得丈夫并不理解和体贴自己。有一天又因为琐事，让欢欢很生气，夫妻俩大吵一架之后，欢欢一下子就没奶了。

为了宝宝的"口粮"，为了宝妈的健康，妈妈一定要保持稳定而良好的情绪。

Chapter 4
第四章

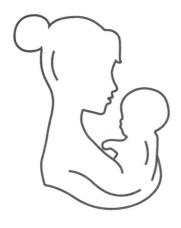

轻松应对哺乳期
常见问题和疾病

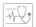

哺乳期妈妈要注意的事情有哪些

母乳喂养可以让妈妈保持身材，少患疾病，对宝宝的身体和智力发育也极为有利。配方奶粉一直在模仿母乳，但从未也不可能超越母乳。只是有些妈妈因为个人身体原因，的确不宜给宝宝哺乳。因此，这些妈妈在孕前就要做好心理准备，避免因无知喂养了宝宝，导致宝宝出现健康问题。

1.疾病。患有严重的肾脏疾病、心脏病、心功能不全、肝脏疾病、精神病、癫痫病、红斑狼疮、恶性肿瘤、艾滋病、肺结核等疾病的妈妈，都不宜给宝宝喂奶，否则会增加妈妈的身体负担，造成病情恶化。

2.药物。如患有精神病或需要服用抗肿瘤药物，以及胰岛素依赖者，哺乳会增加母体代谢负担。

3.手术。做过胃切除或肠道手术的妈妈，不能更多进食及消化食物，固然不能产生足够的乳汁，不适宜哺乳。

有这些情况可以进行母乳喂养吗

Q：患慢性乙肝的妈妈可以母乳喂养吗？

有人说可以，有人说不可以，需要具体情况具体分析。

第一种情况：如果没有服用抗病毒药物，新生儿又接受了规范的联合免疫后，鼓励母乳喂养。

第二种情况：如果正在服用抗病毒药物，暂时不建议母乳喂养。

第三种情况：如果母乳喂养期间出现乙肝活动，则需和一般慢性乙肝患者一样接受抗病毒治疗，同时停止母乳喂养。

Q：若宝宝腹泻或是呕吐，应该停止哺乳吗？

不应该。宝宝患急性胃肠炎腹泻或呕吐时，母乳是最好的疗愈剂。母乳是最好消化吸收的食物，能补充水分和养分，帮助肠道尽快恢复菌群。呕吐或腹泻严重会脱水、电解质紊乱，这时可以停喂其他食物，但哺乳不要停。

母乳喂养是妈妈一生与宝宝最亲密接触的时光，在尽可能的条件下都应给自己的宝宝一份最健康、最珍贵的礼物。但如果遇到上述情况，还是应该多注意，遵循医嘱进行调整。

另外还需要注意的是，有些宝宝不适宜吃母乳，比如患有氨基酸代谢异常、苯丙酮尿症（PKU）或乳糖不耐受的宝宝。

Q：哺乳期查出乳腺癌还能哺乳吗？

不能，应该立刻回奶，及时妥善治疗。哺乳期乳房的血运活跃，所以在哺乳期乳腺癌的转移速度很快，容易对宝宝造成不好的影响。

Q：月经来了能不能喂母乳？

奶是气血化生的，上行是乳汁，下行是经血。每位哺乳妈妈来月经的时间都是不一样的，有的妈妈整个哺乳期也不来月经，有的妈妈生完宝宝第二个月就来了，每个人的体质不一样，这些都是很正常的。有些人月经多的那几天乳汁可能就少些，月经过去了奶就会多起来；有些人月经量不多，乳汁的量也没有受任何影响。但有一点妈妈们无须担忧，来月经的时候哺乳对宝宝没有影响。

为了更好地增加乳汁分泌量，哺乳妈妈要多喝水，尽可能多吃一些补气血和高蛋白的食物。这样就能在自身体质有所改善的同时，使乳汁分泌量达到平稳或增加，保证乳汁中所含营养能够达标，也保证母乳分泌状态不会出现异常的改变。

Q：做了 X 光检查还能哺乳吗？

X 光检查不影响哺乳。当哺乳妈妈患有某些疾病需要做 X 光检查时，可以放心地去做，现在的仪器设备都很先进，检查时受到的电离辐射很少，不会给人体造成伤害，也不影响哺乳。很多哺乳妈妈做了 X 光检查后害怕对宝宝有影响，会暂停 1 ～ 2 天母乳喂养，这种做法是多余的，也是没必要的。X 光检查对孕期的胎儿有一定影响，对哺乳妈妈的乳汁没有任何影响。

Q：乳房整形后还可以哺乳吗？

我们需要先了解一些乳房整形的相关知识。乳房填充手术一般采用的假体是硅凝胶乳房假体，以及盐水乳房假体，二者的包囊都是由硅胶制成的。大量文献报道表明，硅胶及硅凝胶对人的免疫系统不会造成影响，也不会影响乳汁的分泌。

乳房假体植入体内的层次有三个间隙：乳腺后间隙、胸大肌后间隙、胸大肌与乳腺后的双平面。乳房假体植入体内后，机体会产生包膜将其包裹固定，所以，乳房假体由包膜将其与包括乳腺在内的周围组织相隔离。此外，在假体植入的整个手术过程中，也不会对乳腺腺体和导管产生破坏。因此，假体植入法隆乳术不会对哺乳功能造成影响，妈妈们仍可以继续哺乳。

哺乳妈妈的保养注意事项

哺乳妈妈最好不用或者少用化妆品，要用的话最好选择安全性高的化妆品。香水和沐浴液等身体用品，最好不要使用含有人工香精等气味太香的，不然对宝宝可能是一种刺激，导致宝宝拒绝吃奶。

同时，哺乳期妈妈一定要记住，烫发、染发要慎重。曾有妈妈染发之后亲喂宝宝，宝宝吃完奶就出现了呕吐的现象。因为染发剂中含有芳香胺、二硝基酚等有害化合物，这些物质通过头皮吸收进入妈妈的血液循环，再进入乳汁被宝宝吸入后，会对敏感宝宝造成一些影响。

此外，妈妈们最好不要做美甲，部分指甲油和洗甲水中的有害成分也会通过指甲被吸收进入妈妈体内，通过哺乳被宝宝吸收，这一点不要忽视。

Q： 给宝宝喂奶，有时会产生恶心和头晕等不舒服的感觉是怎么回事？

建议去医院查血糖，有可能是低血糖造成的，如果没时间去查，在不舒服的时候可以喝碗糖水，吃点儿甜食，增加能量的摄入，改善一下饮食结构。

Q: 哺乳期可以减肥吗？

可以。但哺乳期减肥需要谨慎，如果方法不得当，会影响母乳的质量和产量。要根据医生的建议合理地进食和运动，达到理想的减肥效果。如果孕期体重过重，需要更多的时间减肥才可能将体重恢复到孕前。观察发现，哺乳期前 6 个月是妈妈体重减轻最快的时期，因为宝宝需要得多，吸吮得多，尤其是前 3 个月，宝宝长得最快，宝宝 3 个月时，体重是出生时的一倍，哺乳妈妈的能量消耗得多，宝宝长得快，妈妈就瘦得快。

Q: 哺乳期也有乳腺癌发生的可能吗？

有，而且在哺乳期乳腺癌的发病率有增加的趋势。几年前在门诊接诊了一个妈妈，因为乳房有肿块，当时误以为是堵奶，以为是被请去家里按摩的通乳师按摩成的血肿，按摩后血肿瞬间如苹果大小，反复治疗 1 个多月后，肿块却还在，穿刺检查后确诊患了乳腺癌。通乳师毕竟不是医生，对乳房的肿块没有一定的鉴别能力，肿瘤的新生血管较多且脆弱，所以按摩挤压反而形成了血肿。所以，哺乳期妈妈乳房如有任何的不适都应谨慎处理，同时寻求专业医生的帮助。

Q：哺乳期可以烫发、染发吗？

应尽量避免。如要烫发、染发，一定要选择正规厂家的合格产品。染完发后，请尽量清洗干净头发。所有的染发剂和烫发剂都含有重金属成分，很多文献报道说其可以致癌，因此，不想给自己和宝宝造成伤害就尽量别用。如果因为上班或者有活动必须要用，偶尔用一两次也没有太大影响，毕竟这些物质是通过皮肤吸收，再进入乳汁被吸收到宝宝体内的。到了宝宝这里含量就很低了，对于不过敏的宝宝，影响不会很大，对有变态反应性疾病的宝宝，则最好别用。

Q：哺乳期可以使用香水吗？

不可以。香水的合成成分很多，并且没有标明其中的化学成分，化学香料、人工香精都有一定的刺激性且含有害物质。一个纯洁的小宝宝来到人世间最喜欢大自然无色无味的空气，宝宝没有发育好的鼻黏膜不喜欢这种"香污染"。

Q：哺乳妈妈可以用化妆水和护肤品吗？

可以。但一定要选择正规合格的产品，不合格、不正规的厂家的产品可能含有激素或对宝宝有害的成分，长期使用对宝宝的生长发育会有一定的影响。

Q: 哺乳妈妈可以喝咖啡吗？

咖啡中的咖啡因具有兴奋作用，不建议哺乳妈妈过多饮用，如果为了应酬喝一点儿也没有关系，咖啡不是毒药，饮用一点儿反应也不会太强烈，只要不是长期服用、大量服用，问题就不大。

Q: 哺乳妈妈能抽烟吗？

不能。烟里含的尼古丁会降低泌乳素，影响乳汁分泌。"二手烟"更是名副其实的婴幼儿杀手，为了自己和宝宝的健康，哺乳妈妈们请不要抽烟。

Q: 哺乳期可以做瑜伽吗？

可以。只要不挤压到乳房就没关系，适当的运动能增加血液循环，让妈妈乳汁更充足、心情更愉快、形体会更美、皮肤更紧致。

Q: 哺乳两个月乳房上有紫红色的纹，但摸着无肿块，不疼，这是怎么回事？

这跟妊娠纹的出现是一样的道理，是由于乳房的增大导致皮肤纤维断裂，不用纠结，也无须治疗。这种情况通常是原来的乳房较小，产后乳汁过多，或者乳汁排流不畅，乳汁淤积严重导致的，还有可能因为宝宝只吃一侧，造成乳房一大一小，大的一侧往往容易在乳房的外下方出现紫红色的纹。

> 黎黎的乳汁过多，用她自己的话说，"三个孩子吃不完"，1个多月时洗澡发现两个乳房的外下方皮肤有些微红，以为是喂奶时造成的湿疹，涂了一些宝宝的湿疹膏，一个星期却也不见好。虽然并没有什么症状，但是变成了紫红色，黎黎也很担心。来门诊看病时她很紧张，问会不会传染给宝宝，我告诉她："不会的，不须治疗，这是乳汁太多造成的皮肤弹力纤维的断裂。"她听了后如释重负，放心地回家了。

了解妈妈的"哺乳强迫症"

如今门诊里不少妈妈都有"哺乳强迫症"，即过度担心宝宝吃不饱，不管宝宝想不想吃，也不管有没有奶，总想让宝宝吃。宝宝不想吃还非要喂，宝宝一哭，妈妈就到处问："乳汁不足怎么办？"其实，有些宝宝不吃有时是因为肚子饱了，并不全是因为妈妈的乳汁不足，妈妈一定要有信心！

　　还有的妈妈总怕孩子吃不饱，孩子睡着了也要摇醒喂奶，造成孩子消化不良、拉肚子，到了三四个月的时候孩子发生生理性厌奶，这是因为孩子的脾胃过度劳累，需要调整和休息。我想跟这样的妈妈说，"要想小儿安，三分饥与寒"，为了宝宝，一定要克服自己的"哺乳强迫症"！

　　还有的妈妈总觉得自家宝宝长得不好，比不上别人家的宝宝，没有人家的宝宝胖，没有人家的宝宝高，非要什么都跟别人家的宝宝比不可，还不停给宝宝称体重……

　　出现"哺乳强迫症"的妈妈，内心处于极度焦虑的边缘，她很怕宝宝吃不饱，担心宝宝长不好，身体会不受控制地喂宝宝，不喂就过不去心里那道坎。这时，一方面要靠妈妈的自省自察，努力调整，相信宝宝，相信自己；另一方面要靠家人的帮助或者医师的协助来改善。一旦母乳喂养达到了供需平衡，妈妈的心理问题也会慢慢消失。

　　新爸爸新妈妈们应记住，请不要打着爱的名义而不尊重宝宝自身的需求，要体会宝宝的感受，学着做一个有爱、会爱的爸爸（妈妈）。宝宝是在用生命与父母沟通，爸爸（妈妈）也要全身心来体会宝宝的感受。

哺乳期乳房常见问题

疼痛与感染

Q：哺乳期乳头疼痛的原因有哪些？

有人认为，哺乳时乳头疼痛是正常的，这是相当不正确的。或许在刚开始哺乳的几天，乳房比较敏感，乳头有痛感，适应之后一般就不疼了，或不会疼得让妈妈畏惧哺乳。但当乳头疼痛持续五六天以上时就要引起重视，要查找原因，任何过度的疼痛都是不正常的。

乳头疼痛的原因可能是因为宝宝吸伤、吸奶器用力过猛造成的乳头水肿、过度按摩等外伤引起的，也可能是由乳腺导管不通、乳腺炎、乳头炎、乳头白点等内因引起的。

具体来说，妈妈们可以从以下几个方面观察，再及时进行调整。

一是看宝宝含乳姿势是否正确。不正确的含乳姿势会导致妈妈的乳头皲裂和破损等。首先看含乳时宝宝的嘴巴是否张得足够大。如果宝宝含住乳头时嘴巴没有张大，可以用手指点压下巴中断他的吮吸，让他的嘴巴离开乳房，之后再重新开始吸。千万不要强行将你的乳头从宝宝嘴巴里拽出来，那样可能会伤害乳头，而且非常疼。

二是看宝宝含的角度是否正确。宝宝应该含住的不仅有乳头和乳晕的交接处。如果你哺乳时觉得很有难度，最好去咨询医生，找到正确的哺乳方式。最佳的方式是从第一天就让宝宝含接正确，第一天时宝宝的自主吸吮欲望最强，要引导宝宝按自己的本能学会含接乳头吸吮。

现在有很多新手妈妈，刚生完小孩时，一是体力不支，二是没有经验，不会喂奶，都由护士或者月嫂抱着婴儿，一手抓着乳头，另一手把着婴儿脑袋，把乳头塞到婴儿嘴里。这样的喂奶方式，并不能解决根本问题，妈妈和宝宝都要相信自己的本能，努力磨合，尽快让宝宝学会自主含接乳头。

三是看哺乳时是否感觉舒服。妈妈自然放松的哺乳姿势，可以大大减少乳头发生疼痛的概率。哺乳时妈妈身体要放松，紧张别扭的喂奶姿势会让妈妈的身体感到酸疼。

四是看乳头是否有油脂堵塞乳腺导管的开口。当哺乳时乳头有刺痛感，乳头有白色覆盖物或脱落的死皮，应该用干净的口水巾轻轻擦拭。如果哺乳还不顺畅，可以轻揉乳头，但不要用力揉搓，以免乳腺导管损伤。

五是看是否有乳汁淤积、乳腺炎。乳汁淤积、乳腺炎也会导致乳头疼痛，可用合适手法来疏通乳腺导管，清理乳汁残存，乳腺炎康复了，乳头疼痛就会消失。

六是看是否曾让大人吸吮乳头。当宝宝吸吮能力弱，吸不出奶时，妈妈可能会听信他人的说法，让宝爸帮忙吸吮乳头。这是无知和错误的行为，成人的吸吮能力已经退化，只会使蛮力，且口腔内带有细菌，这会导致乳腺炎、乳头水肿，让乳头更加疼痛。

治疗乳头疼痛，最关键和最有效的是调整喂奶姿势和方法。此外，当妈妈乳头疼得都不能接触衣服时，有一个小妙招，就是用一次性纸杯，把上段一寸剪掉，扣在乳房上，这样就给了乳头一个空间，衣服就摩擦不着乳头了，既减少了疼痛感，也避免了不能穿衣服导致身体受凉的困扰。

Q：乳头经常被宝宝咬破怎么办？

宝宝 4～6 个月时开始出牙，出牙时会又痒又痛，咬妈妈的乳头是缓解出牙不适的一个方法，所以，有的妈妈经常被宝宝咬破乳头。这时，妈妈可以按照以下几条建议进行调节。

1. 喂奶前让宝宝咬个够。选择一些消过毒的不太硬的东西给宝宝咬，这样会降低妈妈乳头被咬的概率。

2. 如果乳头被咬了，不要大声尖叫，那样会吓着宝宝或者让宝宝以为很好玩儿。这时可用食指轻叩宝宝的下巴或将洗净的手指放到宝宝嘴角，再让乳头出来，不要硬拉出乳头。

3. 有的宝宝在张嘴吃第一口奶的时候会咬下去，去判断是乳头还是奶嘴，尤其是那些妈妈上班后吃奶瓶的母乳宝宝，这时妈妈要忍住痛，等宝宝吃出来是妈妈的乳头后，就不会咬了或咬得不再那么重了。

4. 不要强迫宝宝吃奶，否则他会不耐烦地咬乳头。针对乳头已被咬破的情况，最简单的方法是涂点儿红霉素软膏，或用 0.9% 的生理盐水每天冲洗两次乳头，注意保持清洁，不要感染，否则易引发乳腺炎。

Q: 乳头真菌感染怎么办？

乳头真菌（也称念珠菌）感染最明显的症状是乳头疼痛，在整个哺乳过程中，乳头会持续感到灼热，有时甚至持续到喂奶之后。乳房的"刺痛"或"灼热"，可能延伸到妈妈的背部。疼痛在喂奶快结束时更明显，通常夜晚比较严重。

乳头真菌可发生于哺乳期的任何阶段，这种细菌喜欢温暖、潮湿、黑暗的环境，通常存在于人体皮屑多的地方。当皮肤和黏膜组织不完整时，真菌较容易乘虚而入，造成感染。因此，宝宝正确含接乳头非常重要，只要没有乳头破损等，感染的概率就会大大降低。此外，妈妈和宝宝如接受了抗生素治疗，菌群失调也易造成真菌的生长。

乳头真菌感染易引起乳头白点，主要是宝宝口腔里的念珠菌传染到了妈妈的乳头造成的。尤其是乳头白点在宝宝吃完奶之后会变得更大，用棉球、消毒纱布擦不破，乳房有硬块且很疼。

如果妈妈乳头感染了，可以口服大蒜素肠溶片，一日
3次，一次三粒效果很好；或将制霉菌素压成粉末敷在乳头
上，宝宝吃奶前用温水清洗，这对哺乳没有影响。

Q: 乳头皲裂如何正确护理？

乳头皲裂也叫乳头炎，主要症状是乳头出血，有渗出液，
并结黄痂或黑痂，其表面存有小裂口或溃疡，可为一处或多
处，深浅不一，乳头的裂开呈环形或垂直形，有的也有部分
缺损，乳头中间或边缘少一块。皲裂处痛不可触，可见淡黄
色浆液或血性液体渗出，乳头周围沟内常可发现糜烂。

乳头皲裂大多是由哺乳姿势不正确引起的。乳头皲裂是
哺乳妈妈多见的问题，有时会让妈妈不堪忍受其疼痛而放弃
母乳喂养。掌握以下几点，可有效护理乳头皲裂。

1. 保持正确的哺乳姿势。

珊珊每次哺乳的时候，宝宝都特别有力地吸吮
乳头，让第一次当妈的珊珊疼痛不已，每次哺乳都
很紧张，没几天乳头就被吸破了。她求助于有经验
的医生指导，注意调整了哺乳姿势，让宝宝从浅含
乳变为深含乳，乳头自然不再疼痛，乳头皲裂慢慢
变好了。

可见，正确的哺乳姿势很重要。

2．有所选择。如果乳头有损伤，先以损伤轻的一侧哺乳。

3．温和哺乳。当宝宝含着乳头时，如要中断哺乳，可用食指轻轻按压宝宝下巴或者用手指点压宝宝的下巴，让宝宝的嘴张开，温和地中断吸吮；不能强行将宝宝含着的乳头拔出，这样会损伤乳头。

4．选好内衣。穿透气宽松的内衣，减少化纤等内衣对乳头的摩擦，促进伤口的愈合。

5．正确用药。如果出现乳头皲裂，可用云南白药加香油调匀抹上，具体做法是：清洗局部后，取适量云南白药加少许香油调匀，外涂于乳头皲裂处，每日2～3次，连续涂2～3天。这个方法不仅简便有效，还可以活血润肤。涂抹之后，当宝宝吃奶时，需要用温水清洗。还可以将维生素E胶囊剪破后涂在乳头上，效果很好，无副作用，或者外用红霉素软膏也可以（以上用药方法仅为建议，具体情况请遵医嘱）。

如果宝宝舌苔不白，乳头破损不严重，就用蛋黄油外涂，效果很好。蛋黄油的做法是：将5个鸡蛋煮熟，取蛋黄放锅中，开中火—蛋黄压碎—不时翻炒—大概25分钟左右被烤干—再过25分钟蛋黄变焦—继续翻炒直到变为黑棕色（类似沥青）—用纱布挤压出油就是蛋黄油了。

Q: 乳头长白点怎么办？

乳头白点是哺乳期妈妈的常见问题，形成乳头白点的原因有很多，处理的方式各不相同。有的白点两三天就自愈了，有的两三个月都不会愈合，有的大如米粒，有的小如针尖，疼痛感很强。

根据造成乳头白点的不同原因，相应的处理方式如下。

1. 乳头皲裂导致的白点。这种白点像口腔溃疡的白色黏膜组织破损一样，比较大且痛感很强，这一般是因哺乳姿势不正确导致的。

解决办法：首先调整哺乳姿势，再涂点儿红霉素软膏，宝宝下次吃奶前用温水洗干净即可。

2. 乳腺导管内壁破裂导致的白点。当吃得太油腻时，油脂会堵塞乳腺导管，乳腺导管内壁破裂就会出现白点，同时导致乳汁淤积。

解决办法：轻轻挤压或者轻揉乳头，白点会自行破裂，乳汁会喷涌而出，乳汁淤积和乳房硬块随即消失。

3. 乳腺导管结石导致的乳栓。这种白点很坚硬，像一颗圆珠笔头一样，结石的出现易导致乳腺导管堵塞及乳汁淤积，通常半个乳房都硬得跟石头一样。

解决办法：按照乳房的腺体结构，找到着力点，挤压一下乳头或堵塞的乳腺导管，结石就排出去了，乳汁会像抛物线一样飞射出去，乳房的疼痛感和肿块会随之消失。

4. 乳头炎导致的白点。乳头顶上有白点，导致堵奶、乳房变硬，可能是乳头炎。

解决办法：用医生建议的如制霉菌素片或其他药物压碎后 涂在乳头上，哺乳前以温水清洗。

5. 乳头血管痉挛导致的白点。这种情况引起的乳头变白、发硬、疼痛，通常在喂奶后出现，有时持续一两个小时。一般情况下疼 1 小时，一胀满奶就不疼了，同时伴随后背的酸痛或抽痛。

解决办法：用电吹风最低挡吹乳头，缓解疼痛；或者将手心搓热，扣在乳头上，能很快缓解；针对后背酸痛的情况，可按摩后背的肩胛骨，每次两三分钟，揉完会感觉很舒服。

针对疼痛但不发白的情况，可以轻揉乳头，平时也可以吃些大蒜，有缓解作用。

不管是哪种原因导致的白点，都不要用针挑破，这会造成人为的伤害，容易上行感染造成乳腺炎，使白点久不易好，形成疤痕。

小萌曾因乳头白点、堵奶问题，找通乳师疏通，反复按摩乳房后，乳汁淤积问题也没有解决。通乳师说要用针挑破白点，才能缓解堵奶，并让小萌口服消炎药避免感染。小萌怕疼，又考虑到挑破白点容易上行感染乳腺炎，决定回家抱着孩子多喂勤吸，白点很快消失了，堵奶问题也随之解决。有过这次经历后，小萌也不再恐惧白点和堵奶了。可见，宝

宝有时是解决哺乳问题的最好人选，只是妈妈不要

太着急。

Q：乳头湿疹、乳晕痒怎么办？

乳头湿疹的症状是乳头、乳晕非常痒，重者皮肤覆盖有少许鳞屑或薄薄的结痂，严重的出现糜烂，出血水，这是哺乳妈妈常见的一种过敏性皮疹。

引发乳头湿疹的原因一方面是宝妈对化纤材质内衣过敏而引发乳头痒，总是挠，越挠越厉害，导致湿疹；另一方面是宝宝口腔溃疡，传染到妈妈的乳头，导致乳头湿疹。

这时，妈妈饮食要清淡，少吃或者不吃辣椒，不要吃过敏性食物，像鱼、虾、蟹等腥发食物一定不能吃，感到痒时尽量不要搔抓。

乳头湿疹不影响喂奶，有以下几种处理方法。

1. 用 10 克蒲公英、10 克金银花、10 克黄檗煎水外洗，每天洗三次，洗完涂上宝宝吃的一种药物——伊可新，再安全放心地哺乳。

2. 把芝麻油熬开后晾凉备用，西瓜霜含片压成粉末，再将二者调成糊状外涂，效果很好。

3. 最好不要吃或涂一些激素类药物，因为停药后会马上复发。

Q: 乳腺导管结石是什么原因造成的？

首先要说的是教科书上没人写过的，即循证医学，这是我在工作中总结出来的。乳腺导管结石是因为孕期、哺乳期补钙太多，人体吸收不了而形成的细小白色颗粒，似石灰岩，硬且极小，因为乳腺导管很细，有些结石颗粒会堵塞乳腺导管，堵塞后乳房很快会出现一个大硬块，有时会导致半个乳房都是硬硬的，使乳汁排流不顺畅。

解决方法：挤压乳头，结石在外力作用下会瞬间喷射出去，乳汁会立刻像抛物线一样喷涌而出。

此外，如果妈妈饮食中油脂过多，也会形成结石。

乳汁淤积

Q: 如何分辨乳汁淤积和乳腺炎？

区分乳汁淤积和乳腺炎最主要的是看是否发热，乳汁淤积是乳房某处的乳腺导管堵塞，乳房疼痛伴有硬块，但不会发热，不需要用抗生素治疗。而乳汁淤积时间长了，有可能滋生细菌，进而感染乳房组织，引起发热，导致乳腺炎，可能出现恶心和呕吐。乳腺炎往往一次只在一侧乳房发生，必要时需用抗生素及时治疗。

Q：乳汁淤积的症状和原因是什么？

　　乳汁淤积，就是妈妈们常说的"堵奶"，指的是哺乳期妈妈乳腺导管堵塞，分泌的乳汁没有被吸吮并排出乳房，导致乳汁大量积存在乳腺导管中，造成突然发生的乳房局部胀痛、乳房针扎样的疼，或者乳房根部疼痛，有闷闷的感觉，触摸有硬块。同时宝宝吃奶时间久，每次吃奶都需要半小时以上，有时候一侧乳房就要吃1个多小时，有时宝宝吃完奶后再触摸还有硬块。

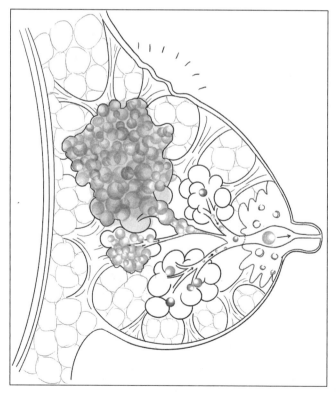

乳汁淤积

乳汁淤积有多种原因：一是饮食不当，吃太多的大鱼大肉，太油腻；二是没有及时开奶，乳汁未及时排出，以致乳腺导管堵塞；三是不良情绪如产后抑郁、焦虑、愤怒、烦恼等抑制了泌乳素释放，导致乳汁分泌不畅；四是乳房炎症导致乳腺导管变窄或堵塞；五是挤、压、碰、撞等不当外力或者胸罩太紧等原因造成的；六是乳栓、乳垢堵塞乳腺导管，毛线类和化纤类的衣服直接贴身穿，有纤维黏附在乳头上，慢慢摩擦堵塞乳腺导管，经年累月，刺激乳管脱落细胞，下奶后，这些东西被乳汁浸泡胀大，就堵在乳腺导管里了；七是结石堵塞乳腺导管，有的妈妈口服一些钙片，或者补一些钙剂，人体却吸收不了，从临床观察来看，这容易形成结石，堵塞乳腺导管，造成淤积；八是由于哺乳姿势不当，导致乳汁排出不畅而出现淤积。

Q：如何预防和缓解乳汁淤积？

了解了乳汁淤积的原因，就要有针对性地从饮食、开奶、哺乳姿势、心理、日常行为等方面去做好相应的预防工作，让乳腺导管保持通畅，让心情保持稳定平和，避免乳汁淤积。

1. 饮食上要清淡，同时注意营养均衡。饮食上不要过度进补，部分产妇在未开奶，乳腺导管未通畅的情况下，就大量喝猪蹄汤、鲫鱼汤等浓汤，导致乳汁大量分泌，乳汁还很浓稠，但此时新生儿吸吮能力还很弱，没办法及时吸出这些乳汁，易导致乳汁积存而引起淤积，严重的还会引发乳腺炎。

2. 做到早开奶、早吸吮。应按需哺乳，奶胀了就喂宝宝，不要让奶胀过度。夜里宝宝有吃奶需求，也一定要让宝宝及时吸吮，避免乳汁过久地在乳房里面积存，同时，要避免暴力开奶。按摩疏通乳房时要用正确的手法，避免过度用力或者用错误的手法，这会给乳房带来新的损伤，造成部分粘连，带来乳汁淤积或乳腺炎的隐患。

3. 学会正确的哺乳姿势。有些宝宝吃奶很认真、时间很久，但是由于哺乳姿势不对，宝宝没有正确含接乳头，或者过度刺激、摩擦乳头，造成乳头水肿，使宝宝没有吃饱奶，乳汁未移出而导致妈妈乳汁淤积。哺乳时，妈妈要注意引导宝宝自主含接乳头，或者要注意调整宝宝的吃奶姿势，保持妈妈和宝宝都舒适的哺乳姿势，让乳汁能顺畅流出，让宝宝吃饱。

4. 保持放松、愉快的心情。睡眠充足、适当运动、身心健康，都有利于乳汁顺畅。良好的情绪才能保证乳汁的正常分泌，妈妈的焦虑、紧张、愤怒等负面情绪都会减少乳汁分泌，造成堵奶，甚至停止泌乳。此外，产后妈妈体质虚弱，身体各方面机能有待恢复，要注意多卧床休息，避免风寒和久坐久站。最好跟宝宝保持同步作息，白天宝宝睡觉时妈妈也要注意补觉，以弥补夜奶的劳累。同时，适当的身体活动和运动会促进血液循环，增加乳汁分泌，减少乳汁淤积的发生。

5.保持乳头清洁。要清洁乳头，但不要给乳头消毒。哺乳期妈妈易出汗，这时候要勤换内衣，内衣最好穿纯棉的，大小要合适，不要太紧或者太松。同时，注意勤擦澡或者洗澡，保持身体清洁，但是不要用香皂或酒精类的东西来清洗、消毒乳头，这会破坏乳头表面的保护层，降低乳头的局部抵抗力，使得乳头干裂或者受伤，反而易导致细菌入侵。

Q: 反复乳汁淤积能口服卵磷脂吗？

卵磷脂的治疗作用是什么？卵磷脂具有调节血脂、促进体内油脂分解、降低胆固醇的作用，还可以促进血管内粥样斑块的软化和消散，有软化血管、改善血液循环的作用，所以，很多乳汁淤积的宝妈倾向于通过补充卵磷脂来疏通乳腺导管。

卵磷脂是很多食物里都含有的物质，最常见的就是鸡蛋里，适当地补充卵磷脂对人有好处，但有些东西进补时要有个度，并不是补得越多越好。现在很多商家大肆渲染某个成分或某种物质的好处，但是再怎么好也得看人体缺不缺。过多摄入卵磷脂也会产生副作用，而免疫系统弱的人更容易受到影响。

卵磷脂可以带来恶心、腹痛、腹泻以及呼吸困难等副作用，还可以造成轻度的消化不良和稀便，还有引起体重大幅度增加的问题，所以适量补充特别关键。

哺乳期的妈妈一定要注意，总胆固醇或甘油三酯高的人可以服用卵磷脂，总胆固醇和甘油三酯不高的妈妈服用后，宝宝吃奶后体重反而不会增长，或增长缓慢。

怎么能知道自己胆固醇和甘油三酯高不高呢？可以去医院做血脂检查，血脂检查项目里包括总胆固醇、甘油三酯、高密度脂蛋白胆固醇和低密度脂蛋白胆固醇等。

看到这里很多人都明白了，不是所有的乳腺导管堵塞及乳汁淤积都能用卵磷脂解决。

乳腺炎，哺乳道路上最大的"痛点"

乳腺炎是哺乳妈妈最怕发生在自己身上的问题，它是哺乳妈妈心中最大的"痛点"。

很多妈妈表示，生孩子时的痛自己都咬着牙没有哭，结果被乳腺炎折磨得死去活来，哭了不知道多少回。得过乳腺炎的人都有心结——很多妈妈因为乳腺炎陷入焦虑症和产后抑郁中，长时间不能自拔。所以，我把乳腺炎的发病原因、治疗方法，以及患病中宝宝的反应等通通为妈妈们梳理清楚。

乳腺炎特别容易发生在第一次生育的妈妈身上，而且产后第一个月高发。

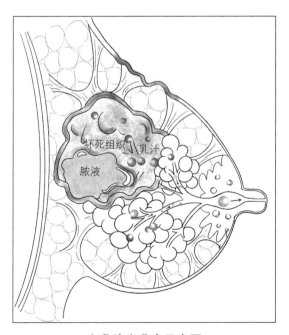

患乳腺炎乳房示意图

症状与原因

Q：哺乳期乳腺炎的症状是什么？

哺乳期乳腺炎常急性起病，突然发热，以感染性炎症反应为主，多表现为乳房红、肿、热、痛等症状，特别容易发生在第一次生育的妈妈身上。

哺乳期乳腺炎分为急性乳腺炎、慢性乳腺炎，是由金黄色葡萄球菌感染引起的一种疾病，患了乳腺炎一般会发热，只有极少数免疫力低下的人低热。从临床观察来看，一般产后1个月、3个月、6个月、9个月、12个月易患乳腺炎。因为，产后每隔3个月是一个免疫力低潮期，妈妈免疫力差的时候也是乳腺炎最容易发病的时候。

急性乳腺炎比较常见，大部分是由细菌感染或乳汁淤积导致的，我们主要认识一下急性乳腺炎。根据发病时间、症状和严重程度，分为轻度乳腺炎、中度乳腺炎和重度乳腺炎。

轻度乳腺炎是乳腺炎发病初期，哺乳妈妈突然开始发热，一般在下午或者晚上较严重，伴有乳汁移出不顺畅、乳房疼痛、胀满等症状。如果第二天下午或者晚上没有再发热，说明急性乳腺炎已得到控制。

中度乳腺炎是乳腺炎没有得到及时控制，发热持续到第二天下午或者晚上，是急性乳腺炎的加重阶段。这时候，细菌从乳腺组织的一个病灶转移到另一个病灶，哺乳妈妈开始打冷战、高热。同时，乳房肿块的面积不断扩大，有些患者红、肿、热、痛非常明显和厉害。

重度乳腺炎是乳腺炎发热两三天还未被控制住，发热时间持续五天左右形成的，如未及时干预治疗或治疗不得当，则易形成脓肿，转化为化脓性乳腺炎。

若急性乳腺炎没有得到及时和正确的控制和干预，错误的治疗方法或者延误治疗有可能带来一些后遗症，如妈妈的乳汁分泌量减少，或组织粘连或坏死组织肿块，导致肿块一直不能被吸收，对将来断奶后的乳房健康造成很大危害。

Q：患急性乳腺炎的原因有哪些？

患急性乳腺炎的原因很多。

一是乳汁过多、乳汁淤积。产后妈妈没有及早开奶，或者在没有开奶时就进补各种下奶汤，此时乳腺导管未通，乳汁大量分泌却没有及时排出，导致乳汁淤积；有的妈妈乳头开口有干的死皮，导致乳汁流出不畅，易造成乳汁淤积；有的妈妈乳汁分泌过多，即使宝宝吸吮之后，乳房内还存有很多奶，胀得不舒服却未排出，导致乳汁淤积。这时，乳房就成了细菌滋生的场所，而乳汁是细菌最好的培养基，由此而引起急性乳腺炎。

云云在母乳喂养期间经常堵奶，3 个多月时已经 4 次乳腺炎发作。孕前她是素食主义者，产后第一天还没开奶时老公非让她多吃肉、多喝汤不可，觉得那样才能有营养，乳汁才会多，还一度逼着她吃肉。这种产后饮食结构的变化，让云云的身体无法吸收这么多营养，月子里面就开始堵奶、发热，患了乳腺炎。老公、婆婆得知她患了乳腺炎，觉得宝宝肯定吃不上母乳了，就一定要加奶粉，让坚持纯母乳喂养的她备受煎熬。她的身体和情绪都得不到释放，乳腺炎多次发作。因此，哺乳期并不一定要大鱼大肉，还是要尊重妈妈的身体情况，合理饮食。

二是乳头问题，如：

1. 乳头破损、细菌感染。因乳头含接不良或者其他外力导致的乳头疼痛、破损开裂或者流血，导致细菌由破损的乳头上行感染而造成乳腺炎。

2. 乳头、乳腺导管先天性发育不良，导致乳头内陷、乳腺导管不通畅。

3. 乳房病变。乳房内其他病变压迫乳腺导管，导致乳腺导管不通畅。

三是妈妈身体抵抗力弱。产后身体疲劳、睡眠不足、紧张焦虑，以及家庭矛盾和冲突，使得哺乳妈妈的身体抵抗力较弱，甚至诱发产后抑郁，易导致乳腺炎。

四是贫血。贫血时人体血容量低，血红蛋白含量下降，血红蛋白携带氧的能力也降低。机体的各器官会出现缺血、缺氧的症状，从而影响机体的功能，导致免疫力变差。如果贫血严重，最好在医生的指导下用药治疗。

五是乳房承受不当的外力。如挤、压、碰、撞造成的损伤可能降低乳汁流量，导致感染；如妈妈穿戴不合适的内衣，特别是带钢托的胸罩，过紧的肩带对乳房造成压力；如频繁使用背巾，或者汽车座椅的安全带在突然停车时产生的压力；还有睡眠姿势不当，乳房受压时间过长，导致受压区域乳腺导管堵塞；乳房正胀的时候宝宝的小脚无意识地踹了一脚，以上都有可能造成乳腺炎。

六是不良的生活方式，如吸烟。吸烟会降低身体对感染的耐受度，还会抑制喷乳反射。加上乳汁长时间淤积在乳房，容易导致乳腺炎反复发作。

七是乳房手术。之前有过乳房手术，乳房有肿块或受过伤，都可能增加感染的风险。

八是睡眠等的影响。睡眠不足、劳累、心情不愉快也容易患乳腺炎。

Q: 乳腺炎为什么会反复发作？

部分妈妈会在初次急性乳腺炎好了之后，再次或者反复发作，造成更大的痛苦和精神压力，具体原因有以下几种。

1.上次乳腺炎并未彻底治愈，只是一见症状减轻了就停止用药治疗。

2.饮食不当。一方面，摄入过多饱和脂肪，或者摄入过多的盐会降低对感染的耐受度；另一方面，慢性缺盐也会导致乳腺炎反复发作。食物不耐受或者暴露于过敏原处，也可能导致乳房反复感染。

3.因为乳汁过多，频繁的乳汁淤积，使细菌入侵并生长繁殖，导致感染。

4.乳头皲裂、扁平或凹陷，宝宝含接困难，乳汁不能及时移出，细菌上行感染，使乳腺炎频繁光顾。

5.过度的焦虑和抑郁，影响乳汁的顺利排出，导致感染。

乳腺炎的应对措施

Q：乳腺炎反复发作怎么办？

1.患了乳腺炎一定要彻底治疗，不要半途而废，反复的乳腺感染对宝宝的健康很不利。

2.不要挤压乳房，不能趴睡。

3. 饮食清淡，防止乳汁淤积。

4. 保持心情愉快，增强免疫力。

5. 睡眠要充足。

Q: 患了乳腺炎应采取哪些正确的应对措施？

不同程度的乳腺炎的治疗和处理方法不一样。

轻度乳腺炎有红肿、轻度发热，血常规检查后，白细胞总数也不高；中重度乳腺炎表现为红、肿、热、痛，血常规检查时白细胞总数高。不同程度的乳腺炎，治疗方法也不一样，轻度乳腺炎只需通过按摩乳房疏通导管，让乳汁通畅就好了；如果是重度乳腺炎可能不仅要用抗生素，还需要做穿刺引流把脓汁引出来，更严重的可能需要做手术把脓汁放出来，且每天换药。

乳腺炎的治疗基本包括以下方面：第一，引流通畅；第二，用抗生素。因此，对于哺乳期乳腺炎一定要注意预防，及时治疗。

具体的应对措施如下。

1. 轻度乳腺炎。当发热不严重，痛感不明显，肿块不大时，不会影响正常哺乳，请一定注意多喝水，让宝宝多吸吮。不要用吸奶器，吸奶器会加重乳头水肿，吸不出来病灶部位的乳汁不说，更不利于乳腺炎康复。

如果宝宝吸吮不出来奶，请用手挤奶的方法把有细菌污染的乳汁清理出去。正确的方法是轻柔地揉捏乳头，疏通乳腺导管。如果请人疏通过程中感觉很疼，一定要求对方轻柔疏通或停止疏通，人为过度用力地揉捏和搓揉乳房是错误的，易损伤乳腺导管和乳腺组织，使乳腺炎更严重，加速脓肿的形成。

没有反复发热，病情不严重时，不建议直接静滴抗生素，因为静脉滴注抗生素用药剂量大，需要停药 24 小时后才能母乳喂养；不要用热毛巾敷，此时炎症病灶水肿，有乳汁淤积，乳汁是细菌最好的培养基，热敷会让细菌繁殖得更快，效果适得其反。

饮食要清淡，不要吃得太油腻，不然会导致乳汁浓稠，乳汁不易排出。

患了乳腺炎要早治疗，乳腺炎超过 5 天反复发热，没有治愈，易形成乳腺脓肿。

当乳腺炎导致高热，要去医院查血常规，白细胞总数的正常范围是 $(4.0 \sim 10.0) \times 10^9/$ 升，如果数值超过 $10 \times 10^9/$ 升就说明有炎症，这时最好把有细菌污染的乳汁清理出去，如果做不到，就要用药或去医院处理。

2. 中度乳腺炎。当发热持续两天以上，其治疗方法和乳腺炎初期差不多，但是，如果反复发热，未能控制感染，就应该去医院做进一步检查，用抗生素治疗是必要的，不然病灶部位会非常痛，而且很容易引起炎性扩散。

3. 重度乳腺炎。当发热 5 天以上，乳房肿块会增大，这是由于蜂窝组织炎阶段没有得到及时的治疗控制，导致炎症不能消散而继续发展，引起了组织坏死而形成脓肿，肿块逐渐增大变硬，疼痛加重，有的可表现为持续性剧烈疼痛，同时可伴有乳房局部皮肤发红、灼热现象，全身也会出现高热持续不退现象，可去医院采用 B 超引导下穿刺抽脓治疗的方式。

采用 B 超引导下穿刺抽脓的好处是创伤小、痛苦小，治疗效果最好，是治愈率最高的一种治疗，并且不耽误哺乳。

部分综合医院外科会直接切开乳房后把脓排出去，这种做法虽有效，但是患者非常痛苦，伤口不能缝合，不易愈合；同时，切开排脓后，伤口处还往外渗奶，还要天天去医院清洗伤口、换药。还有些人没把肿块当回事，等脓肿自行破溃，但自溃的破口多数是不能彻底引流的，到时可引起感染或导致其他并发症发生，从而造成更大的危害。这种情况康复起来速度更慢。

医生给大家的建议是：首先，了解自己的身体状况，知悉自己的奶量、乳房结构和宝宝的作息；其次，乳房是非常脆弱的器官，平时应注意保护乳房免受外界刺激，防止宝宝蹬踹，洗澡水不宜过热，饮食不要太油腻；最后，也是最重要的一点，就是保持心情愉悦和充足的睡眠。虽然由于产后激素水平的变化，妈妈的心情不可能时时愉悦，睡眠也不可能像以前一样充足，但为了避免乳腺炎的发生，请哺乳妈妈们尽量克制自己的情绪。我们医院的一名护士一个月患三次乳腺炎，每次都是跟老公吵架后就发热，这就是情绪失控导致的免疫力降低，使得细菌趁机开始捣乱。

> **Q: 很多乳腺炎脓肿的形成都是相信了民间偏方，对吗？**

民间偏方有很多，比如，敷用擀面杖擀平的冷冻卷心菜叶子，敷捣碎的仙人掌，敷土豆片，还有敷用绿茶调的如意金黄散的（易导致过敏，慎用），五花八门，且因"地"制宜，不同地区不同的人都有独特的小偏方。我们不说它们一定没有用，反正来门诊看病的大多数是用了这些偏方却没见效的。

在此给患乳腺炎的妈妈提个醒，不要盲目听信民间偏方，真的不舒服要及时去医院，轻度乳腺炎是比较容易控制解决的，把淤积的乳汁、受细菌感染的乳汁清理出去，体温就会降下来，如果细菌再往周边转移病灶，体温会立刻升高，所以体温是乳腺炎妈妈应密切关注的重要参数。

对于乳腺炎，每家医院、每个医生的治疗方式和治疗习惯也不一样。

乳腺炎第一天发热往往很严重，很多哺乳妈妈和家人就赶快去医院，如果大夫直接开药输液，应慎重考虑一下，输液后要停母乳，停了母乳，乳汁排不出去，细菌还会在里面继续繁殖，这样治疗效果不一定最好。建议换一家能把乳汁清理出去的医院，再口服抗生素，这样既不耽误哺乳，也能好得更快。

如果通乳了且照常哺乳两三天后症状仍无改善，甚至病情加重，那么应遵医嘱。对于医生的选择，要有自己的考量，有自己的思考，不盲信，也不能讳疾忌医。想要做到这点，只能多储备知识，让自己有足够多的判断力。

Q: 患乳腺炎后宝宝为什么不爱吃母乳了？

哺乳妈妈患了乳腺炎后，很多大一些的宝宝虽会含着乳头很轻柔地吸吮，却不怎么吞咽，而是看着妈妈的眼睛，仿佛在问妈妈："你的身体怎么那么热呢？我怎么吸不出来奶呢？奶怎么变味了？"当然，宝宝是不会说话的，这是我们在总结观察了几万个孩子和治疗 30 多年乳腺炎后才能读懂的"婴语"。

妈妈患乳腺炎后宝宝之所以不爱吃母乳，是因为乳腺组织充血、水肿，挤压乳腺导管造成了乳汁排流不畅，宝宝吸吮困难或吸不出来，聪明的宝宝就会哭闹、烦躁而不再继续吸吮了。具体原因有以下几点。

1. 乳汁有异味。乳腺炎一般都是金黄色葡萄球菌感染或绿脓杆菌感染。根据临床治疗经验，有些较严重的细菌污染乳汁后，乳汁会有一股刺鼻的烂洋葱味道，还有些咸咸的口感，这种异味很多宝宝不喜欢。

2. 即便乳汁没有异味，妈妈体温高，乳汁淤积的时间长，宝宝觉得口感不好也不爱吃奶。还有就是乳腺组织水肿，乳汁排流不顺畅，宝宝吃几次吃不到，也就不吃了。

3. 乳腺炎治疗不及时、不正确，造成腺体组织粘连，宝宝吸吮困难。很多哺乳妈妈说，患一次乳腺炎后奶量就减少一些。

最好的解决方法：多喝水，把有细菌污染的乳汁及时清理出去，乳汁排流顺畅了，病情控制住了，宝宝就又会喜欢吃母乳了。

Q: 治疗乳腺炎和乳汁淤积有哪些方法不能用？

1. 用梳子梳。乳腺导管是以乳头为中心呈放射状的，又分一级导管、二级导管和三级导管，形象地比喻就像一个大树根。很多人说用梳子梳是老祖宗留下的方法，我只能说以前医疗不发达，过去的人一辈子生好几个孩子，乳房反反复复地喂奶，吃的没有现在好，乳房里的脂肪少，有可能梳理到病灶。

但是，现在人们大多生一个或两个宝宝，而且现代人吃得好，皮下脂肪多，即使梳也梳不到病灶，来就诊的很多人把皮肤都梳坏了，腺体组织粘连，堵的肿块依然在，因为梳子的齿是直的，不可能呈放射状地去梳。木梳子的背是半圆的，接触的面更小，因此效果还有争议，妈妈们不要随便伤害自己。

2. 用针挑。事实上，这个方法是一种伤害，操作不当反而会上行感染乳房而引起乳腺炎。很多人在没有任何消毒条件的情况下就在乳头上一顿乱挑。乳头的血运非常丰富，有位母乳妈妈说，可能是挑破了一根小血管，流了很多血，用了一大包纸巾才不出血。有时，挑了可能暂时会轻松一些，造成的伤害却是永久性的，因为会在乳腺导管开口形成小疤痕，造成局部乳腺导管开口出奶不畅，以后反复堵奶，也可能造成乳腺导管永久闭锁等。

还有的用松针通，就是针叶松树上的松针，不能用！

更有甚者用猪鬃通，猪鬃是猪身上的毛，不能用！

这些都是在门诊听病人自述的，她们因为没有通好或者通完却更严重了才来就医的。

3. 热敷。奶是细菌最好的培养基，加热后细菌繁殖得更快，只会使乳汁淤积和乳腺炎更严重。

哺乳期患病常用药及用药安全

哺乳期生病能否用药

哺乳妈妈生病了要积极治疗，不能因为怕影响宝宝吃奶就硬扛，该用药的用药，该治疗的治疗，用药后不能哺乳就暂时不要喂，等身体康复了再继续哺乳。自己的身体管理不好，哪有强大的动力和体力哺育宝宝？

生病了要吃药，这是再自然不过的道理，但是很多哺乳期的妈妈不这么想，"我吃了药宝宝就没口粮了，就算天塌下来也得撑着，不就是生个病吗？我扛，我能扛"。

不要扛！我很明白哺乳妈妈的想法和担忧，我也告诉妈妈们，吃药实际上是对宝宝负责的一种表现。对此，妈妈们又该疑惑了，"我知道吃药能治病，那如果药物成分危害宝宝该怎么办"？

哺乳期药品的安全性如何判断

最正确的方式就是咨询医生、药师，除此之外，还有很多评价方法可参考哺乳期用药的安全性。其中，以 Hale 教授的危险分级最常用。

Thomas W.Hale 博士（著名临床药理学家、儿科学教授）在 *Medications & Mothers' Milk*（《药物和母乳》）一书中将药物进行了哺乳期危险性分级，即 L1 ～ L5 级。

1. 哺乳期用药安全级别

L1：最安全

许多哺乳妈妈服药后没有观察到对婴儿的副作用。在哺乳妇女的对照研究中没有证实对婴儿有危险，可能对喂哺婴儿的危害甚微；或者该药物对于婴儿不能口服吸收利用。L1 级别的药物包括：

（1）对乙酰氨基酚，半衰期为 2h（h= 小时，下同），进入乳汁的量很少，不会对宝宝有危害。

（2）肾上腺素，半衰期为 1h，虽然有可能出现在母乳中，但很快就会被胃肠道破坏。几乎不被宝宝吸收，除非在新生儿早期或者需观察短暂的刺激。

（3）阿莫西林，半衰期为 1.7h，少于 0.95% 的母体剂量会进入乳汁。

（4）阿莫西林克拉维酸钾，半衰期为 1.7h，目前没有报告说明克拉维酸钾会进入乳汁。

（5）其他：如氨苄西林、氨苄西林舒巴坦等。

L2：较安全

在有限数量的对哺乳妈妈用药研究中，没有证据显示其副作用增加，哺乳妈妈使用该种药物有危险性的证据很少。L2 级别的药物包括：

（1）阿昔洛韦，半衰期为 2.4h，除了乳头以外的损害的局部治疗是可能安全的，但是乳头上或附近如果有伤口，在使用该药时应停止哺乳。

（2）阿米卡星，半衰期为 2.3h，仅有非常少的量会进入乳汁。

（3）氨曲南，半衰期为 1.7h，因为很小的口服吸收率（小于1%），在母乳喂养的宝宝中预计不会出现不良的影响。

（4）其他：阿奇霉素等。

L3：中等安全

没有在哺乳妈妈中进行对照研究，但喂哺宝宝出现不良反应的危害性可能存在。该类药物或者对照研究仅显示有很轻微的非致命性的副作用。本类药物只有在权衡对宝宝的利大于弊后方可使用。没有发表相关数据的新药自动划分至该等级，不管其安全与否。L3级别的药物包括氨茶碱、两性霉素B、阿司匹林、硫唑嘌呤等。

L4：可能危险

有对喂哺宝宝或母乳制品的危害性的明确证据。但哺乳母亲用药后的益处大于对婴儿的危害，例如，母亲处在危及生命或严重疾病的情况下，而其他较安全的药物不能使用或无效。

L5：禁忌

对哺乳妈妈的研究已证实，对宝宝有明显的危害，或者该药物对宝宝产生明显危害的风险较高。在哺乳期的妈妈应用这类药物显然是无益的。本类药物禁用于哺乳期宝宝。

2. 哺乳期如何安全用药

宝宝在出生后的第一周内，妈妈通过哺乳将母乳中含有的免疫球蛋白（IgG、IgA和IgM）、干扰素和其他抗菌物质，传输到宝宝体内，为宝宝胃肠道植入益生菌群。同时，母乳中含有的各种生长因子、细胞因子和胃激素促进了胃肠道保护屏障的发育，激活对妊娠时出现的胎粪的清除。因此，如果妈妈在哺乳期用药，应注意用药安全。

哺乳期用药危险性等级如上所说分为 L1 ～ L5 级，其中 L1、L2、L3 级别的药物都是比较安全的，使用时不需要停止哺乳。妈妈可尽量选择 L1 和 L2 级别的药物，如对乙酰氨基酚、肾上腺素、阿莫西林等。有些 L2、L3 级别的药物有用药的注意及警告，请注意尽量使用半衰期短（1 ～ 3 小时）的药物。使用 L4、L5 级别的药物需要停止哺乳，何时恢复哺乳需咨询医生。

药物对母乳的影响

药物通过口服、注射进入血液，经出汗出去一部分，经呼吸出去一部分，经大小便出去大部分，还会有一部分被转移到乳汁中，通过母乳传递给宝宝，宝宝再代谢出去一部分，吸收的比例通常很小，一般不超过用药量的 1% ～ 2%，和妈妈应用的剂量相比微乎其微，达不到婴儿剂量。只要选择哺乳期安全的药品，危害基本上可以忽略不计。但仍然要警惕少数进入乳汁比例较大的药物，这类药物确实有可能伤害宝宝。打个比方，口服头孢的剂量对宝宝影响不大，但静脉滴注头孢的剂量就要大很多，要停药 24 小时后再哺乳。

哺乳期常用药物列表

药物名称	哺乳期用药安全性等级
常用解热镇痛药	
对乙酰氨基酚	L1
布洛芬	L1
阿司匹林	L3
常用抗生素	
青霉素 G	L1
氨苄西林	L1
阿莫西林	L1
羧苄西林	L1
头孢氨苄	L1
头孢羟氨苄	L1
头孢唑林	L1
头孢拉定	L1
头孢噻吩	L2
头孢克洛	L2
头孢西汀	L1
头孢呋辛	L2
头孢罗齐	L1
头孢噻肟	L2
头孢曲松	L2
头孢他啶	L1
头孢唑肟	L1

药物名称	哺乳期用药安全性等级
常用抗生素	
头孢地尼	L2
头孢克肟	L2
头孢哌酮	L2
阿莫西林 + 克拉维酸钾	L1
氨苄西林舒巴坦	L1
氨曲南	L2
亚胺培南	L2
美罗培南	L3
红霉素	L1、L3（新生儿早期）
阿奇霉素	L2
克拉霉素	L2
林可霉素	L2
克林霉素	L2
庆大霉素	L2
阿米卡星	L2
卡那霉素	L2
链霉素	L3
妥布霉素	L3
四环素	L2
多西环素	L3（短期使用）L4（长期使用）

药物名称	哺乳期用药 安全性等级
常用抗生素	
氯霉素	L4
氧氟沙星	L2
诺氟沙星	L3
环丙沙星	L3
呋喃妥因	L2
呋喃唑酮	L2、L4 （新生儿早期）
万古霉素	L1
莫匹罗星软膏	L1
常用抗病毒药物	
金刚烷胺	L3
阿昔洛韦	L2
伐昔洛韦	L1
利巴韦林	L4
常用抗真菌药物	
两性霉素 B	L3
制霉菌素	L1
克霉唑	L1
咪康唑	L2
酮康唑	L2

药物名称	哺乳期用药 安全性等级
常用抗过敏药物	
苯海拉明	L2
异丙嗪	L2
氯苯那敏	L3
氯雷他定	L1
西替利秦	L2
泼尼松	L2
地塞米松	L3
布地奈德	L2
局部用氢化可的 松	L2
酮康唑	L2
呼吸系统疾病常用药物	
右美沙芬	L1
色甘酸钠	L2
茶碱	L3
异丙托品	L2
沙丁胺醇	L1
特布他林	L2
伪麻黄碱	L3（短期使用） L4（频繁使用）
愈创甘油醚	L2

药物名称	哺乳期用药 安全性等级
消化系统疾病常用药物	
阿托品	L3
多潘立酮	L1
西沙比利	L2
硫糖铝	L2
西咪替丁	L2
雷尼替丁	L2
泮托拉唑	L1
奥美拉唑	L2
心血管系统疾病常用药物	
地高辛	L2
维拉帕米	L2
尼莫地平	L2
硝苯地平	L2
美托洛尔	L3
倍他洛尔	L3
马来酸依那普利	L2
卡托普利	L2

药物名称	哺乳期用药 安全性等级
影响内分泌常用药物	
左炔诺孕酮	L2
炔诺酮	L1
米非司酮	L3（非妊娠患者） L5（妊娠患者）
氯米芬	L3（哺乳后期） L4（产后早期）
胰岛素	L1
阿卡波糖	L3
二甲双胍	L1
格列苯脲	L2
丙硫氧嘧啶	L2
卡比马唑	L3
左甲状腺素	L1
促甲状腺激素	L1
降钙素	L3

（＊以上"哺乳期常用药物列表"仅作参考，具体问题和药物使用方法及用量请遵医嘱。）

Chapter 5
第五章

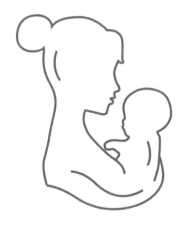

职场妈妈如何
兼顾哺乳和工作

是否应坚持母乳喂养

很多妈妈纠结，上班后是否要继续母乳喂养，如果继续母乳喂养，该怎样兼顾？

断奶还是坚持

Q：妈妈上班后是不是必须断奶？

上班不仅意味着要重新进入职场，而且要兼顾养育宝宝，生活在大中城市的妈妈，更意味着每天至少有 8 小时见不到自家宝宝，没办法顿顿亲喂，于是，"背奶"就成了很多妈妈的选择。中小城市相对会离家较近，中午可以回家喂奶，比较方便。

其实，很多妈妈在产假快结束时都会有各种担忧：放不下怀里的宝宝、担心孩子离开自己哭闹、担心孩子不接受奶瓶、担心乳汁如何储存等问题，这些都是背奶妈妈的困惑和担忧。

和和妈妈上班前，曾经特别纠结是否要给宝宝断奶，她咨询了身边很多妈妈，她们对上班后是否坚持母乳喂养有不同的说法。有的妈妈告诉她，上班后随着宝宝吸吮的次数变少，乳汁分泌也会减少，宝宝自己就不爱吃母乳，慢慢地就自然断奶了；还有的妈妈说，上班后尽管乳汁比之前少了，但是母乳喂养是妈妈和宝宝之间的最亲密连接，自己很享受这种亲密无间的感觉，不舍得给宝宝断奶，宝宝也愿意吃，一坚持就吃到了1岁半，宝宝的身体抵抗力特别好，这期间从来没有生过病。

的确，职场妈妈大多数在宝宝未满6个月时就需要重返职场工作，面临着是否继续母乳喂养的选择。有些妈妈觉得上班吸奶、存奶，做一个职场背奶妈妈很辛苦，不如趁机断奶。实际上，只要条件允许，合理规划好亲喂和吸奶的时间与频率，职场妈妈也一样可以坚持母乳喂养，与宝宝建立更紧密、更信任的亲子关系；而且，继续母乳喂养的宝宝体质和抵抗力更好，不易生病，让妈妈也能更安心地工作。

Q: 职场妈妈如何维持泌乳量，坚持母乳喂养？

妈妈上班后，宝宝的吸吮次数一减少，母乳量会不会随之变少，怎么做才能维持一定的泌乳量？这是很多背奶妈妈心中共同的疑问。实际上，妈妈们在单位可以每隔三四个小时用手挤奶或者用吸奶器吸奶，保证一定时间间隔对乳房进行刺激，并移出乳汁。到家后，再让宝宝多吸吮，这样上班后就不会回奶，妈妈仍可坚持母乳喂养。

即使妈妈出差，像三五天的短差，只要时间不是太长，也一样可以用手挤奶或者吸奶器吸奶的方式，保证对乳房的有效刺激，移出乳汁，让乳房维持正常泌乳。在挤奶或者吸奶的时候，可以准备宝宝的照片或者视频，在头脑中想象宝宝吃母乳的样子，并轻揉乳头，这样可以有效刺激奶阵，增加泌乳量。这既不会让妈妈奶胀得不舒服，也可以让妈妈继续母乳喂养。

小新妈妈上班之后坚持母乳喂养，她每天合理安排好亲喂宝宝的时间和次数，每日在上班前让宝宝吸吮，到了单位间隔3个小时后就放下工作，放松心情，在单位的哺乳室用吸奶器专心吸奶，吸奶的时候会看着宝宝的照片，想着宝宝吃奶的样子，每次吸奶都会有好几个奶阵。下班到家第一件事就是给宝宝亲喂，睡觉前再让宝宝吸吮。这样的哺乳和吸奶频率，让她保持着和上班前差不多的乳汁量，不用加配方奶，仍然可以喂饱宝宝。

当然，工作或者出差时，妈妈要注意多休息和调节好自己的情绪，避免由于工作紧张和劳累，抑制泌乳量甚至出现回奶。

吸奶器的使用与乳汁的保存

Q: 如何正确使用吸奶器？

不少职场背奶妈妈都选择使用吸奶器吸奶，如何正确使用吸奶器，既维持泌乳量，又不对乳房造成伤害，是妈妈们在使用中要注意的问题。

吸奶器的原理是通过连接乳头给乳房表面施压，使乳汁流出，如果长期过大力度和过长时间使用吸奶器，会导致乳头敏感度降低，刺激并伤害乳房。因此，妈妈用吸奶器吸奶时，要注意使用适合自己乳头和乳房大小的吸奶罩，并用合适的力度吸出乳汁。

吸奶器不是吸力越大出奶越多，尝试轻轻吸奶反而容易出来。因为吸的力度大反而容易将较细的乳腺导管堵住，吸力大适合乳腺导管通畅的妈妈。如果吸奶器不容易吸，而乳房又胀得厉害，建议一边吸一边轻轻按摩乳头，轻轻地吸。一般十几二十分钟就能吸好，如果超过半小时还没吸完，排除吸奶器的问题，就是乳腺导管不通畅导致的乳汁排流不畅。这种情况建议多让宝宝吸吮，自己轻揉乳头，或者找有经验的医生疏通乳腺导管。

吸奶器能让母婴暂时分离的宝宝吃到妈妈的乳汁，但是不正确地使用吸奶器，如大乳头使用小喇叭罩，或为了追求"产量"，盲目加大吸奶力度和吸奶时间，就容易造成乳头水肿，甚至乳腺组织受伤等情况。

Q：对没上班，不离开宝宝的妈妈提倡使用吸奶器吗？

不提倡、不建议、不鼓励妈妈们用吸奶器作为哺乳期的常规吸奶手段，应该是多让宝宝吸，多亲喂。当出现乳房肿块、乳腺炎的时候，不要依赖吸奶器通奶，越是堵奶时，吸奶器越是吸不出来，盲目加大吸奶力度，反而会造成乳头水肿，导致细如发丝的乳腺导管更加狭窄，乳汁排流更加不顺畅，使乳房损伤，这无疑更雪上加霜。堵奶时，宝宝就是天然的"智能吸奶器"，妈妈也可以通过手挤奶的方式来疏通。

此外，有的新手妈妈把吸奶器当作开奶神器，其实这种做法是错误的。吸奶器作用在乳头上的是一种吸力，是一种生拉硬拽的感觉，如果反复地吸，且吸力很大，乳腺导管还没开，或者还不通畅，会导致乳头水肿，乳头水肿使乳汁更排不出去，所以让宝宝充分吮吸是最好的开奶方法。吸奶器没有宝宝智能，它能正常使用的前提是乳腺导管是通畅的，乳房是饱满充盈的。

另外，有的妈妈并没有乳汁不足的问题，却盲目追求吸空排空，宝宝吃完了还要用吸奶器吸，越吸奶越多，最后导致乳汁供大于求。如果乳房生产过多的乳汁，吸出来放到冰箱里，过期就被扔掉了，造成浪费。此外，新手妈妈要想乳房不变形，在哺乳早期电动吸奶器一定要少用。

Q：职场妈妈如何正确保存乳汁？

对于职场妈妈来说，存奶是必不可少的功课，学会正确地保存乳汁很关键。具体来说，常温奶可以存放 5 ~ 6 小时；冷藏奶最多可存放 24 小时；冷冻奶最多可存放 6 个月。间隔 6 小时以上挤出来的奶不要放在一起，要单独装专门的密封袋存放。

母乳放在冰箱内一段时间后，就会发生分层的情况，上层是水，下层是奶。在食用之前要摇晃均匀，给母乳加热切记不可使用微波炉加热或直接煮，因为高温会破坏母乳里面的营养成分。

最好的方法是，将冷藏的奶放进 42℃以上、50℃以下的温开水中加热，根据天气和饮食习惯调节，一旦超过这个温度，会造成蛋白质凝结，影响宝宝消化吸收。

如果宝宝没有一次性喝完加热的奶，剩下的乳汁应该直接扔掉，不适合再次加热饮用。更不能把剩下的乳汁再次冷藏，因为母乳是高蛋白食物，反复加热会减少母乳中的营养素，也容易滋生细菌。

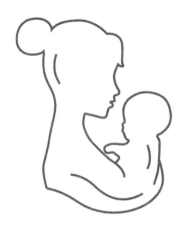

第六章

妈妈的
营养和健康

吃对、吃好食物

妈妈须知的饮食原则

Q： 新时代哺乳妈妈的饮食原则是什么？

如今是一个物质相对丰盛的年代，食物的种类和供给都比较充裕，大多数家庭都能实现想吃什么就能吃到什么、想吃多少就买多少的经济自主，但是哺乳妈妈的饮食却并不能任性。妈妈在饮食方面不是越多越好、越贵越好，而应注意饮食清淡，食物品种多样化和营养均衡、荤素搭配，尤其要多吃水果和蔬菜。

第一原则是饮食要清淡。孕期储备的能量就是为产后哺乳所用，80% 的乳腺炎和乳腺导管堵塞（乳房有大肿块）多是由于大量吃肉或喝肉汤导致的。第二是饮食多样化，要营养均衡，吃些蔬菜、水果等富含纤维的食物，保证每天吃豆制品，新鲜水果及三种颜色以上的蔬菜，多吃五谷杂粮。不要这也不敢吃，那也不敢吃，每个人的体质不同，就像一样的食物，有人喜欢吃，有人不喜欢吃，不要总担心对孩子造成不好的影响，饮食多样化才能让乳汁的营养更丰富。第三是多喝水，不要喝太多下奶汤。如果妈妈实在想喝肉汤，一定要记得把油撇干净后再喝汤，如喝汤下奶效果不明显，或者喝汤堵奶，就尽量别再喝了。

Q：哺乳期吃得越多越好吗？

哺乳期妈妈既要通过饮食获取营养，保证自身的需求，又要给宝宝喂乳汁，一个人吃管两个人，是不是吃得越多越好？其实不是。现代妈妈很少有营养不良的问题，反而有不少妈妈有营养过剩的情况。妈妈们如果吃大鱼大肉太多，补得太过，一是容易导致消化吸收不良，把自己吃成胖子，有"四高"风险，即高血压、高血脂、高血糖、高尿酸；二是会导致妈妈乳汁太稠厚，有可能引起宝宝消化不良，引起呕吐、腹胀、腹泻或便秘等，加重宝宝的胃肠和肾脏负担；三是增加乳腺导管堵塞的风险，因为蛋白质、脂肪摄入过多会堵塞乳腺的边缘导管，让乳腺导管变得更加狭窄，有奶却出不来。

饮食健康与身材管理

1. 以碳水化合物如谷类和面食为主，这些应该占到膳食总能量的一半以上。

2. 保证新鲜蔬菜的摄入。蔬菜颜色、种类应多样化，注意不要过度烹饪，过度烹饪会丢失营养素。

3. 每日摄入 200 ～ 400 克的水果。一个中等大小的苹果就能满足当日所需，时令新鲜水果更好，但不要过量摄入水果，水果糖分高，升糖快，容易造成热量摄入过多。为了避免宝宝拉肚子，不要吃太多偏寒、偏凉性的水果，如梨和西瓜；可以在饭后或两餐间吃些水果，减轻消化道的负担；刚从冰箱拿出来的水果偏凉，可切成块，用开水烫一下再吃；吃前注意清洗干净，以免发生腹泻。

4. 适量吃些鱼禽蛋肉。每天两个鸡蛋不能少，不是频繁堵奶的妈妈们千万不要为了防止体重增加而拒绝这类食物。

5. 宜吃豆类。大豆蛋白是一种植物性蛋白质，其氨基酸组成与牛奶中的蛋白质相近，除蛋氨酸略低外，其余必需氨基酸含量均较丰富，是植物性的完全蛋白质，是优质蛋白，有助于妈妈下奶和增加奶量，对宝宝神经元细胞发育也有益。

6. 少吃油，少放盐。妈妈每天摄入盐的量要按国家规定的量，每日 6 克，炒菜时少放油，每天不超过 40 克。尤其是体重增加较多的人，更要控制油的摄入。

7. 产后 1 个月内不要大补特补，按照上面介绍的吃就可以了，妈妈在整个哺乳期不要因为想恢复身材而限制饮食，这样对宝宝也不公平。

Q：哺乳期究竟为什么要忌口？

哺乳期的营养要均衡，这对妈妈和宝宝都是非常重要的，但也有人说豆角、茄子等不能吃，对哺乳妈妈不好，其实大多数人都是道听途说。有个哺乳妈妈说，哺乳期就像苦行僧，这不能那不能，这不行那不行，天天如履薄冰，简直要被逼疯，从怀孕到哺乳，生冷不能吃，辣的不能吃，易产气的食物不能吃，"属阴""上火"的食物统统不能吃，咖啡和酒不能碰。

有些听起来似乎有点儿道理，有些简直荒唐得不行！妈妈吃凉的，孩子会拉肚子；吃菜花、牛奶、红薯之类的，宝宝会胀气；要是吃个飞禽宝宝是不是直接能上天了？吃东西都这么纠结，妈妈们真是太不容易了。

一位之前有忌口的宝妈听了我的一次课后，放心大胆地该吃吃、该喝喝，什么问题也没有，哺乳自然，吃饭也自然。其实，回奶的不是食物，而是你的担忧和心理暗示。当然，每个人的体质不一样，有些经常来门诊的"熟面孔"吃了肉就堵奶，吃了奶油蛋糕就堵奶，也有一些人吃了海鲜就得乳腺炎。要学会总结、观察自己，堵奶了就别吃。这些特殊体质并不能代表所有人，一定要因人而异，不能以偏概全。

其实真正需要忌口的就是酒，酒会影响宝宝神经系统的发育。

Q: 产后妈妈怎么喝水才能更健康，让乳汁更充足？

对于产后喝水这个问题，众说纷纭，观点不一。我们根据多年的经验，总结如下。

1. 有些长辈产后不让妈妈们喝水。产后不喝水肯定不正确，产后出汗及宝宝吃奶都会丢失水分，必须及时补充水分。

2. 产后前 2 周内喝水不宜过多。饮水过多会引起水肿，影响产后恢复。

3. 生产 2 周后要多喝水。这个阶段宝宝的母乳需求量增加，在满足自身健康需求的同时，妈妈的身体还需要大部分水分参与乳汁的合成，不会增加肾脏负担；反之，如果水分摄入少，乳汁这种营养物质就无法产生，也流动不起来。

4. 每天至少喝 8 杯水。水是最佳的零热量饮品，对于健康的哺乳期妈妈来说，每天至少要喝 8 杯水，即总计

2000 毫升到 3000 毫升左右。

5. 喝水的时间应选在喂奶之前，或者喂奶过程中。可以在喂奶之前准备好水，喂奶会消耗妈妈身体内的水分，喂奶过程中会口渴，可以边喂母乳边喝水，及时补充水分。

Q: 产后失血过多怎么让身体好起来，让乳汁多起来？

产后失血过多，身体虚弱，气血不足，自然而然乳汁也不足。首先要补气血，我们常用的一个很简单的食疗方子叫三红汤，即用一把红豆、一把红皮花生米、7 颗红枣煮水，提前泡 15 分钟，煮 15 或 20 分钟左右就把水倒出来，这时效果最好，每天就喝这个水，剩下的食材再去熬粥也不浪费。我同学的女儿产后失血过多，出院后身体恢复不好，乳汁也不多，我让她每天三次喝复方阿胶浆，再加上三红汤，既让血红蛋白升高了，又没有副作用，服用一周后身体就有劲儿了，气色好了，乳汁也多了起来。

Q: 产后怎样才能不发胖？

1. 坚持母乳喂养，能消耗体内的脂肪和热量，用很简单的一句话总结：把自身脂肪燃烧转移给宝宝，宝宝长得更强壮，妈妈形体更美。

2. 不要饮食过度。饮食过度同样也是一个导致哺乳妈妈肥胖的主要因素，有很多准妈妈在哺乳期因为担心奶水不够，就拼命地摄入各种汤汤水水，当身体内摄入的热量比消耗的热量多时，就会形成脂肪，在体表堆积起来导致肥胖。还有些准妈妈在哺乳期胃口大开，饮食没有节制，喜欢吃过于油腻的食物和甜食，同样也会导致体内摄入的热量过多，最终变成多余的脂肪。

哺乳妈妈需要摄入的热量比普通人的量再加 500 到 600 卡就足够给宝宝提供营养了，无须过多。

3. 保证适量运动。人体必须通过运动才能加快代谢，燃烧身体的脂肪，代谢多余热量。饭后活动一下，每天抽出半小时活动或者练练产后瑜伽，可以帮你塑身燃脂。哺乳自然，运动也自然。

需要提醒的是，全母乳喂养的妈妈 6 个月内瘦得最快。

Q: 回奶的食物到底有哪些？

在网上一搜"回奶食物"，种类多到了让哺乳妈妈们没有可吃的食物了，比如，韭菜、山楂（应适量）、燕麦等，以上这些食物，我周围的妈妈，包括我认识的很多妈妈，还有很多找我看过病的妈妈都吃过，没有任何回奶迹象。最可信的是我儿媳妇的哺乳情况，她在给宝宝哺乳的时候，吃过很多次韭菜，也喝过燕麦粥，都没有回奶。如果吃了韭菜、喝了燕麦粥就会回奶，那么断奶的时候就不用喝炒麦芽或者吃药回奶了。有位乳汁过多的妈妈总想让乳汁变少点，把所有回奶的食物都吃了，奶却依然很多，可见网上也有很多不正确的信息，妈妈们应注意鉴别。

哺乳期如何呵护乳房

哺乳姿势不容小觑

> **Q：哺乳姿势会影响哺乳和乳房健康吗？**

哺乳姿势不仅影响母乳喂养的效果，还会影响乳房健康，不正确的哺乳姿势会导致堵奶、乳汁减少，还会导致乳房变形、下垂等，所以，正确的哺乳姿势对妈妈和宝宝都很重要。

同时，哺乳姿势不是僵化、固定和绝对的，妈妈要摸索出自己和宝宝都舒服的哺乳姿势，适合自己的就是好的。总的原则是，新妈妈要自然、放松，保持一种母婴都很放松、母婴都舒适的姿势。说到哺乳姿势应注意以下几点。

1. 妈妈不要抱宝宝抱得过紧。如抱得太紧，乳头这个"吸管"就弯曲了，乳汁不易排流出来。此外，乳头长期弯曲，易导致乳房腺体松弛。

2. 妈妈抱宝宝时手低一点儿，胳膊放松一点儿。妈妈身体肌肉紧张、僵硬，不仅不利于身体放松，而且影响乳汁分泌。

3. 妈妈抱着宝宝时，宝宝的眼睛要能看到妈妈的脸，如果只看到乳房外侧，说明姿势是不对的。

4. 在宝宝的鼻子和乳晕之间应大概留 1 个手指宽度的距离。

Q: 哺乳期要穿戴内衣吗?

有些人在哺乳期不喜欢穿戴内衣，觉得不穿内衣更方便和放松。实际上，哺乳期乳房重量增加了，如果不穿内衣没有了支撑物，乳房会下垂。因此，建议妈妈们穿戴哺乳内衣，松紧适宜、质地舒适的胸罩，能对乳房起到支撑和扶托的保护作用，使乳腺导管保持通畅、乳房血液循环通畅，促进乳汁的分泌，提高乳房的抗病能力。另外，穿戴内衣还有一个好处，乳汁不会滴落、流淌得到处都是。

同时，应该根据乳房的大小，及时更换内衣，调整内衣尺寸，佩戴合适的内衣。

妈妈的心情很重要

Q: 哺乳期妈妈的心情会影响母乳喂养和健康吗?

哺乳期妈妈的心情对于母乳喂养和母婴健康至关重要。正向、积极、开朗、快乐的心态有利于乳汁分泌顺畅，让妈妈和宝宝都保持健康状态；反之，则易导致乳汁分泌减少，不利于母婴健康。

确实，哺乳期妈妈会出现各种害怕和焦虑的情绪，部分妈妈甚至刚分娩时就会出现抑郁状态，爱哭、不安、易疲劳、情绪紊乱，害怕宝宝吃不饱，担心宝宝有各种各样的问题，也焦虑于自己不是称职的好妈妈，心情不能放松等。人在焦虑时，荷尔蒙会阻碍乳汁的流出，抑制乳汁分泌。

同时，哺乳期妈妈的身体本就待恢复，又要日夜照顾婴儿，更易疲累，情绪更加敏感和紧张。

> 小丽曾多次因是否要给宝宝喂水的问题跟婆婆起争执，婆婆觉得宝宝嘴巴干，需要多喝水；小丽看了育儿书，说母乳喂养的宝宝不用喝水。两人都坚持己见，都认为自己是为了宝宝好，自己是对的。在僵持和别扭的相处氛围下，小丽自己生着闷气，导致本来就勉强够吃的乳汁变得更少了。

因此，家人一定要高度重视心理和情绪对母乳喂养和健康的影响，要给予哺乳妈妈充分的理解和支持，针对矛盾和问题，及时调整和解决，有效分担和化解哺乳妈妈的身心压力，让妈妈保持健康的心理和情绪。有好心情才会有好乳汁，妈妈快乐，宝宝才快乐。

Q: 生气能造成回奶吗?

能!具体是什么原理呢?生气后体内的交感神经系统会变得异常,内分泌系统会紊乱,肾上腺素和甲状腺素会被释放,泌乳素水平会下降,从而导致奶量减少。为了宝宝的健康,为了宝宝有奶吃,哺乳妈妈不要生气,要做一个快乐的妈妈,快乐的妈妈才有快乐的宝宝。

乳房的美观和健康

Q: 怎样避免乳房一大一小?

造成乳房一大一小的原因和解决方法如下。

1. 看妈妈左手和右手的灵活程度,哪边抱得不舒服哪边乳房就小,如果妈妈觉得不舒服,宝宝吃奶也不舒服,不舒服就不会好好吸吮。聪明的宝宝就喜欢吃舒服的那侧,于是把乳房越吃越大,不舒服的那侧因为吃得少就变得越来越小。

解决方法:调整哺乳姿势,妈妈自己感觉舒服,宝宝才能舒服,可以在宝宝迷迷糊糊的时候多喂,一旦6个月以后纠正的概率就很低了。

2. 乳头炎、乳汁淤积后乳房也会出现一大一小。

解决方法：尽快去医院或妇幼保健院治疗，治愈后多让宝宝吸吮，乳汁多起来，小乳房就会变得大起来了。

Q：怕患乳腺炎，每天都喝蒲公英水或服用蒲公英颗粒预防可行吗？

这种做法不可取，主要是因为蒲公英本身属于性寒的食材，对于体虚的人来说，如果长时间喝蒲公英泡的水，对胃部、脾脏可能有一定的负面影响。

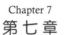

Chapter 7
第七章

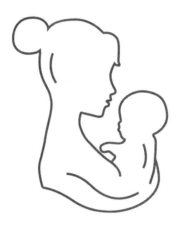

哺乳期间
宝宝护理

喂养宝宝

母乳喂养不只是妈妈一个人的事情，与宝宝的状态密切相关，是宝宝和妈妈之间一个磨合的过程，也是对亲子关系的反映。母乳喂养中，妈妈要随时观察宝宝，学会辨别宝宝的"婴语"，掌握正确的喂养知识，了解宝宝的需求和身体状况，做宝宝的知心人，使母乳喂养顺利实现。

给宝宝正确的喂养

Q: 新生儿黄疸要停喂母乳吗？

门诊就诊患者中经常有人因为宝宝黄疸而停喂几天母乳，导致乳房胀痛、肿块、乳腺炎，本来母乳喂养很顺利，如果几天不喂，再喂时突然出现宝宝不吃、乳汁不足等各种问题。如果宝宝是生理性黄疸就不用停母乳，这样会减少哺乳期很多乳房问题的发生；宝宝患病理性黄疸要去医院治疗，为了宝宝的健康该停母乳还是要停，要听医生的建议。不能亲喂就把奶吸出来或挤出来，让乳汁顺利排出，减少乳房问题的发生。

Q：我的宝宝可以喝别人的母乳吗？

可以，但有一定风险。比如，有的妈妈会携带巨细胞病毒、肝炎病毒、HIV 等，造成宝宝的健康问题。我们不可能跟别人借奶时还要看别人的健康档案，也不可能直接问对方的身体或患病情况，所以想办法多让宝宝吃自己妈妈的奶才是正道。但是，如果妈妈确实没有奶，宝宝有对奶粉过敏等情况时，可借用那些与自己宝宝月龄相近的妈妈的乳汁，并采用隔着玻璃瓶煮沸加热消毒的方式，保障乳汁的相对安全。

Q：我的乳汁很多，可以直接喂别人家的宝宝吗？

最好不要亲喂别的宝宝，但可以把奶吸出来赠送。因为有些宝宝口腔里有念珠菌，会造成交叉感染，有可能通过乳头传染给自己的宝宝。

溢奶和吐奶

Q: 宝宝溢奶和吐奶有什么区别?

溢奶是指宝宝吃奶后,无压力、无喷射状地从口边溢出或吐出少许乳汁,无痛苦、不啼哭,面色无变化。

吐奶指喂奶后发生的一种较强烈的呕吐,宝宝可能会出现伸脖子或者张口等痛苦、难受的表情,胃中的食物被强有力地排出,有时是喷射性的,量较多,多因新生儿胃肠发育不健全所致,但也不全是病理性原因。

Q: 哺乳后宝宝为什么会溢奶?

宝宝的胃和成人不同,呈水平位,要等宝宝能坐起来、站起来,才会慢慢垂直下来,再加上宝宝的食道末端比成人松弛,所以吃到胃里的奶很容易反流回食管而被吐出来。

不成熟的消化系统结构,容易让宝宝发生溢奶,同时,错误的喂奶方法,比如,喂奶过多、吃奶时吞入大量空气、喂奶后频繁改变宝宝姿势等,都会让宝宝溢奶。

Q：哺乳后怎么才能减少溢奶？

1. 注意哺乳姿势。尽量在宝宝平静的时候喂奶，不要让宝宝平躺着，头要高于身体，以免喝进去的奶从胃里反流到食管里。

2. 避免吞入过多空气。与吃母乳的宝宝相比，奶瓶喂养的宝宝更容易吞入空气，所以喂奶的时候奶瓶要斜着，让奶液充满整个奶嘴排出空气后，再让宝宝喝。

3. 对于爱溢奶的宝宝不要一次喂得太饱。一次喂太多，宝宝会吐出来。宝宝每次的吃奶量都不一样，吃饱后都会有一些特别的反应，比如，含着乳头不吸吮或吐出乳头，如果出现这些反应就不要再强喂了。

4. 喂完奶给宝宝拍背。宝宝吃完奶后，不要频繁改变他的姿势。可以将宝宝竖着抱一会儿，让宝宝的头靠在妈妈肩头，妈妈五指隆起，手掌中空，从下往上轻拍他的背部，排出哺乳时宝宝吞入的空气。

宝宝打饱嗝时胃里的气体会向上涌，可能会吐一点儿奶，妈妈拍嗝时可以在自己肩头垫一条毛巾，以防弄脏衣服。

Q：宝宝为什么不吸吮妈妈的乳头？

主要原因可能是没开奶前就用奶瓶喂了宝宝，或者乳汁不足加了奶粉后，宝宝就不愿意再费劲儿地吸吮母乳了。因为相对于妈妈的乳头来说，奶瓶吸吮起来更轻松，宝宝吸吮妈妈的乳头必须靠有力的吸吮刺激才能促进泌乳反射，才能吃到奶。宝宝很聪明，连吃奶都知道选择轻松的方式。

Q：怎样才能让宝宝喜欢妈妈的怀抱，吸吮妈妈的乳汁？

用放松、自然的哺乳姿势，有耐心、有毅力地去调整、去尝试，在宝宝想睡觉的时候把宝宝抱在怀里，让他觉得有安全感，挺出自己的乳头，宝宝就能含上，我用这个方法指导了很多妈妈哺乳成功。一定不要宝宝越哭越想调整着喂，在宝宝哭闹时越喂宝宝越不吃，反而让宝宝产生恐惧和反感，一定要轻松愉快地让宝宝接受，让宝宝喜欢。

呵护宝宝

识别宝宝的需求

Q: 宝宝肚子饿了，要吃奶的信号是什么？

哭，不是宝宝肚子饿了要吃奶的唯一信号，当宝宝哭闹时，他其实已经很饿了。小月龄宝宝有很明显的要吃奶的信号，不一定要等到宝宝大哭才开始喂奶。

宝宝饿了想吃奶的信号有：四处转头做觅食状、吸吮的动作，吧嗒着嘴，哼哼唧唧，踢腿、蹬腿或扭动身体，甚至变得有些烦躁。这时候，妈妈要学会敏锐地捕捉宝宝饿了的信号，及时给宝宝喂母乳。妈妈们不要机械地按照自己设定的喂奶时间表，一定要间隔两个或者三个小时才给宝宝喂奶，要识别宝宝要吃奶的信号，尊重并满足宝宝的吃奶需求。饿得太久的宝宝，情绪会有些焦躁，会哇哇大哭，这时，在母乳喂养之前，妈妈要注意安抚宝宝，等宝宝适度平复情绪后再喂奶。

Q：如何判断宝宝是否吃饱了？

宝宝是否吃饱了是大多数妈妈关心甚至焦虑的问题，妈妈一方面会自我质疑：我的乳汁够不够宝宝吃？另一方面还面临着身边长辈的质疑甚至指责。母乳喂养不是人工喂养，没办法查看具体的奶量，宝宝是否吃饱了不能凭妈妈或者长辈的主观判断，有三个客观的指标可以查看宝宝是否吃饱了：一是宝宝的尿量，二是宝宝的大便量，三是宝宝吃奶后的状态。每次吃奶后，宝宝都会产生满足感，或者开心玩耍，或者酣然入睡。每天需换六到八次很湿的尿布，及时排大便，一天三五次，抱在怀里时能感到宝宝一天天变长、变重，变得精神，眼睛有神，皮肤有弹性，长得很结实，这就可以了。没必要追求超高、超重，不要跟别人家的宝宝比。

Q：真有过度喂养的宝宝吗？

现在人们的经济条件越来越好，营养不良的宝宝很少见，但吃得过多的、过度喂养的宝宝倒是很常见。过度喂养是指在喂养过程中，宝宝因摄入奶量过多，引起的以消化不良为主的综合征，即成人给予的能量和其他营养素超过了宝宝机体代谢稳定的需要。其典型症状表现为：呕吐，且吐奶不能用拍嗝缓解；大便颜色、气味不正常，腹胀，并伴有因腹痛或胀气而引起的哭闹。过度喂养的宝宝大部分是混合喂养或者配方奶喂养的。

过度喂养有许多副作用：一是易导致消化不良，宝宝的各个器官都处于稚嫩的状态，其活动能力很有限，如消化器官所分泌的消化酶的活动性低，量也比较小。在这种生理条件下，如果吃得过多、过饱，会加重宝宝消化器官的工作负担，引起消化吸收不良；二是易导致脑疲劳，宝宝吃进了超过身体所需的配方奶后，为消化过多的食物，消化道会扩张，有限的血液和氧气会从头部转移到消化道，脑细胞会暂时缺血，吃得越多，胃肠需要的血液越多，脑供血越少，对大脑危害越大，吃得太多的宝宝，会睡很长时间，就是这个原因；三是易导致宝宝大脑早衰，研究发现，早衰物质会因饮食过饱而在饭后增加数万倍，易致肥胖症，甚至影响大脑的发育，使人智力偏低。

婴儿不会说话，他表达需求的唯一方式就是哭。很多照顾月子的老人总觉得宝宝一哭就有可能是饿了，是因为母乳不够，宝宝没吃饱，觉得是因为母乳不耐饿，二话不说就给宝宝添加配方奶粉。这样，母乳喂养中添加了配方奶，使妈妈们被主观臆断为"奶不够"而逐渐"被没奶"，导致宝宝吸吮不够，或者乳头混淆，致使母乳喂养困难重重，甚至失败。

> 曾见过一位有爱却无知的老人，给刚出生10天、体重只有5斤的宝宝喂了160毫升的奶。只要

宝宝吃她就喂，并觉得自己很有成就，还炫耀宝宝真能吃，并说道："原来的母乳不够，宝宝吃得少，委屈宝宝了。"结果，连续如此的喂养，让宝宝频繁吐奶，造成了严重的吸入性肺炎，几天后导致气胸（指气体进入胸膜腔造成积气状态），在ICU抢救了好几天，宝宝的情况才有所好转。

实际上，宝宝娇弱的肠胃消化不了太多的食物，大人不要让自己的"好心"和偏见害了宝宝。一定记住"欲速则不达"的教训，还宝宝健康的肠胃，让宝宝健康成长。

一般来说，母乳喂养的宝宝不会形成过度喂养，因为宝宝具有调节能量摄入的本能，不会因为频繁地吃母乳而被过度喂养；而混合喂养或吃配方奶粉的宝宝却可能因为有吸吮的需求，每一次吸吮奶瓶都会吃到奶，没有从容地单纯享受过吸吮的可能，当吃到口欲基本满足时，已经被撑到了。因此，如真有母乳不足的情况，有条件的应尽量追奶，避免混合喂养，母乳才是最适合宝宝的，也是最安全的。

母乳喂养中，妈妈要学会尊重宝宝，放过自己，宝宝是个人，不是机器，也不是我们的玩偶，没必要一直"挂"着宝宝喂，那样宝宝累，妈妈也累，也没有必要一下子断奶一口不喂。母乳喂养没有固定的模式，只需根据宝宝的需求来，他努力吸吮，妈妈放松愉悦地喂，他不吸吮妈妈也不要强加给他，他有自己的选择，妈妈应该尊重他的选择。妈妈不要教条地怕宝宝饿着，怕宝宝不长，盯着宝宝每天的吃奶量。

Q: 宝宝睡着了，要不要喊醒喂夜奶？

有些妈妈会问到夜奶的问题，尤其是 2 个月大宝宝的妈妈。这个阶段的妈妈一般晚上泌乳素分泌较多，因而早晚奶很多，下午奶少，于是常常纠结要不要给宝宝吃夜奶。针对这种情况，最好的方法是妈妈从中午开始多喝水，这样下午就不会觉得奶少了，门诊指导中很多妈妈都是这样调整过来的。

对于要不要把宝宝叫起来吃夜奶的问题，我个人的意见是顺其自然，宝宝自己会知道饿了要吃奶，如果宝宝睡前吃了很多，睡得很香，就不要特意喊醒宝宝吃奶。

Q: 母乳喂养期间需要给宝宝喂水吗？

常有新妈妈问，母乳喂养需要给宝宝喝水吗？实际上，母乳中的 80% 是水，如果是纯母乳喂养，就能满足宝宝所需的水分，如再给宝宝喝水，会占据宝宝的部分胃容量，其吸吮能力会被抑制。这不仅不利于宝宝成长，还会导致泌乳减少，因此，对纯母乳喂养的宝宝不必再喂水。但是母乳喂养和配方奶混合喂养的宝宝可以适量喝水。

同时，对于纯母乳喂养的宝宝来说，并不是绝对一点儿水都不能喝，特殊情况下，也可以适量给宝宝喝水。比如，宝宝有发热、夏天出汗多、吐奶等情况时，喂点儿温开水很有必要。

应对宝宝吃奶出现的问题

Q：宝宝只吃一边奶怎么办？

有的宝宝只吃一边奶，吃得越多，产得越多，持续久了就易导致大小乳，即两个乳房变得一大一小，这样乳房的平衡美就被破坏了。为避免大小乳，哺乳妈妈要注意，双侧哺乳要均衡。

当还没有出现大小乳时，请不要习惯用某一侧乳房母乳喂养，多轮流交换两侧喂养。有的妈妈某一侧抱喂宝宝更顺手，宝宝吸吮时间更久，于是经常用这一侧喂奶。而喂得多的一侧由于吸吮刺激多，泌乳自然多，就容易导致乳房增大。

如果两侧乳房已经大小不一，要让宝宝多吸吮小的一侧乳房，增加对这一侧乳房的刺激。尤其在宝宝饿的时候，可以先吸吮小的一侧，这时宝宝吸吮力较强，刺激效果较好，能增加乳房的泌乳量。

Q: 宝宝厌奶怎么办？

在某个时期，在无其他疾病的情况下，宝宝吸吮母乳的量会有所减少，食欲会减退，然而生长发育和精神状态却正常，其实这只是宝宝出现了厌奶情绪，进入了生理性厌奶期。厌奶的主要表现是：不肯吃奶，非常抗拒地打挺、大哭，但一放下就好了；好不容易哄着吃点儿，几分钟之后又坚决不肯再吃。多数宝宝的厌奶不会持续很长时间，几天、1个多星期，或者几周，最多1个月之后就自行恢复了。

面对厌奶宝宝，妈妈首先不要焦虑、急躁，要保持心情平和，耐心等待，同时，尊重宝宝的情绪和行为，不要强迫宝宝吃母乳。如果强迫宝宝进食，导致宝宝反抗并大哭，会适得其反。可以趁宝宝迷迷糊糊的时候喂他，他可能会吃得很好。

同时也要查找宝宝厌奶的原因是什么，是宝宝自身不舒服不想吃奶，还是妈妈的乳汁因为心情、饮食等的变化发生了味道的改变，抑或是宝宝已经吃饱不想再吃了，找到原因，才能有针对性地去解决。此外，妈妈要多与宝宝互动，增进和宝宝的情感连接，让宝宝更熟悉和更愿意亲近妈妈。

可以每天给宝宝从下往上捏脊背5～10次，也可以每天在板门穴处涂上宝宝油或者滑石粉，左右各朝大拇指方向推200下，效果很不错。

在宝宝厌奶期，请不要理会身边人让你断母乳或让宝宝吃奶粉的说法，这时妈妈一定要坚持住，要努力坚定地陪宝宝度过这段时期。

Q: 宝宝呛奶怎么办？

呛奶分不同情况：

第一种是偶尔呛奶，因为哺乳姿势不当，当妈妈躺着喂或半睡半醒喂奶时，容易导致宝宝呛奶，这时妈妈最好采取坐姿喂奶。

第二种是因为妈妈的母乳很充足，奶阵很多，宝宝吞咽不及时就会导致呛奶。这种情况下，妈妈要注意，有奶阵时要移出乳头，等奶阵过去了再喂宝宝。

第三种是因为宝宝缺乏维生素 A，就会导致经常性呛奶。当人体缺乏维生素 A 时，会使气管、支气管上皮细胞增生，角质过度，影响这些器官的屏障作用，产生呼吸道感染，导致吃奶时呛咳。长此以往，宝宝会营养不良，免疫力减弱，反过来又导致维生素 A 摄入更少，恶性循环由此产生。这时，应该给宝宝补充维生素 A，可每天 3 次，每次 1 滴。给宝宝口服鱼肝油滴剂，能有效治疗宝宝吃奶呛咳。

Q: 宝宝眼屎多，怎么办？

宝宝有眼屎，主要考虑以下几种情况：第一种是结膜炎，如果是黄脓状态的眼屎患细菌性结膜炎的可能性大，如果眼屎很多，要用无菌的棉签蘸着生理盐水将眼屎清洗干净，局部滴用抗生素滴眼液，睡觉之前涂上抗生素眼膏；第二种是新生儿泪囊炎，这需要由医生做出诊断。建议去医院让医生按压泪囊区，有脓性分泌物溢出就可以确诊为新生儿泪囊炎，没有脓液溢出也不能完全排除新生儿泪囊炎，等到孩子4个月左右的时候可做泪道冲洗，冲洗时有脓液溢出可以确诊为新生儿泪囊炎。

如果哺乳妈妈患有乳腺炎，吃了妈妈的奶宝宝也会有眼屎，乳腺炎好了，眼屎会自然消失。

Q：宝宝有鹅口疮，怎么办？

鹅口疮是因白色念珠菌感染所致，其表现是宝宝嘴里有不易冲掉的白色斑块。首先要看宝宝是否用过抗生素，用过抗生素后出现的鹅口疮是菌群失调造成的，比较难治疗，会反复发作，迁延不愈。治疗方法：可以用碳酸氢钠清洁口腔，也可以用制霉菌素涂口腔。以上两种方法都可以治疗新生儿口疮，但是鹅口疮的关键是预防，要注意卫生，妈妈不要吃得太甜。鹅口疮并不影响哺乳，在整个治疗过程中，妈妈依然可以哺乳。

Q：宝宝不同大便的信号是什么？

宝宝不同颜色和性状的大便，不仅是宝宝身体和饮食状况的体现，也是观察哺乳妈妈饮食情况的窗口和信号。通过观察宝宝的大便，哺乳妈妈可以知道要注意什么。

第一，金黄色偏稀的大便，略有酸味，但不臭，是母乳喂养正常的大便。

第二，绿色大便的情况较常见。比如：

1.宝宝着凉，消化不良时会出现绿色大便，不需要药物治疗，可进行便常规检查，若有细菌感染则需要治疗。

2.宝宝吃不饱，导致胃肠蠕动过快，肠道中胆红素尚未转换，即从大便中排出，成为绿色的稀便。

3.宝宝吃了脂肪含量比较高的母乳时（妈妈吃得油腻，乳汁的脂肪含量就高），由于其胃肠发育不完善，消化不良时也会出现绿色的大便。

4.宝宝饮食中初加菜泥时，大便中也会出现绿色。

第三，泡沫大便。母乳喂养的宝宝，如果大便里面有明显的泡沫，需要从妈妈的饮食中找原因。通常，这样的大便会被认为是乳糖不耐受的表现，所以妈妈在饮食中需要回避或者尽量少吃一些含糖量较高的食物，例如，蛋糕、甜品、太甜的水果都需要暂时回避。通过妈妈的饮食调整，宝宝大便的状态会很明显地好转和恢复至正常。必要的时候，可以口服乳糖酶缓解一下。

　　第四，大便中含有奶瓣。这种情况多数存在消化不良，妈妈可以给宝宝补充益生菌，调节肠道微生态环境，益生菌可以提高宝宝的消化能力，改善大便性状。同时，对于消化不良的宝宝，妈妈喂奶的时候需要注意，可以采取少食多餐的方法。另外，每顿的奶尽量减少到平常的8～9分饱即可，减轻宝宝肠道的负担。妈妈的饮食也一定要注意，尽量吃清淡、易消化的饮食，避免过多油腻的食物，不要喝浓汤，别给宝宝的胃肠增加负担。

Chapter 8
第八章

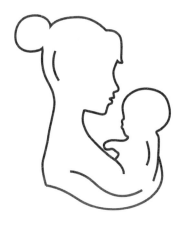

如何
温柔地断奶

断奶要循序渐进，不要快刀斩乱麻

母乳喂养能成就更好的妈妈和宝宝，宝宝吃着妈妈的乳汁逐渐长大，然后开始吃辅食，开始吃正餐，总有一天，宝宝不再吃妈妈的乳汁。如何实现温柔的断奶，帮助宝宝迈出人生中第一个独立的小步伐，是妈妈需要认真对待的事情。断奶虽是母乳喂养的结束，却是亲子相处模式的新的开始。

断奶最好循序渐进，不要采用悬崖式的断奶方法。妈妈不能今天想给宝宝断奶了，明天就马上不再给宝宝喂奶了，需要逐渐减少喂奶的次数和时长，一方面，给宝宝一个适应的过程，给宝宝一个心理准备，让宝宝知道自己长大了，不能再吃奶了，现在的宝宝都很聪明，懂了道理自然就不吃了，突然断奶会让宝宝哭闹不止，心情很差，情绪波动很大，导致免疫力下降。所以，很多妈妈说，断奶后宝宝爱感冒，爱拉肚子，那是因为安抚工作没做好，安全平稳地断奶也有利于宝宝的生理和心理健康；另一方面，给乳房一个适应的过程，如果突然不喂奶了，有可能导致胀奶，甚至出现堵奶。

断奶有一个自然过渡阶段，断奶的时间和方式取决于很多因素，每个妈妈和孩子对断奶的感受都不相同，所选择的方式也因人而异。

第一，如果已经做好了充足的准备，你和宝宝就可以逐渐地适应，断奶的时机已经成熟，就可以给孩子完全断奶了。

第二，减少宝宝对妈妈的依赖。断奶之前要有意识地减少妈妈和宝宝相处的时间，可以增加爸爸照看宝宝的时间，给宝宝心理上一个适应的过程，让宝宝明白爸爸一样会照顾他，逐渐减少对妈妈的依赖心理。

第三，培养宝宝良好的行为习惯。在断奶前后，多给宝宝安抚是必要的，但是对于宝宝的无理要求，不要轻易迁就，不能因为断奶时的迁就而养成孩子的不良习惯，要锻炼宝宝的生活自理能力和独立性。

第四，可以试着和宝宝沟通，告诉他："宝宝已经长大了，不用再喝妈妈的奶了。"如果因为生病而暂停哺乳，也可以告诉宝宝，让他知道不能继续吃母乳的真正原因，避免让他认为是因为妈妈不爱他才不让他喝奶的。

第五，快速断奶的坏处是：乳房胀得妈妈躺不下、睡不着，乳房过度充盈，乳腺导管会过度扩张，容易引起乳腺炎、乳腺脓肿、乳汁淤积、乳腺导管扩张症等，对将来的乳房健康会造成一定的影响。

断奶的注意事项

1. 断奶要在乳腺导管通畅的情况下进行。如果乳房有硬块、肿块，出现堵奶或乳腺导管堵塞的情况，需要疏通乳腺导管后才能断奶。

2. 注意断奶的方式，不要强行断奶。有些妈妈习惯采取回避式的断奶方法，自己单方面决定断奶，躲着不见宝宝，这会让宝宝很失落，情绪波动会很大。

曾有一位妈妈，准备给非常依赖自己的宝宝断奶，家人就让妈妈出去躲几天，大家都认为，宝宝见不到妈妈，奶自然就断了。结果，宝宝哭闹不止，不吃不喝，后来情绪低落，也不哭了，就是看着门，等着妈妈。妈妈回来后，宝宝却不认识妈妈了，眼神有点儿呆滞，一点儿高兴劲儿也没有，怎么也调整不过来。医生看了之后诊断为宝宝抑郁了。

因此，断奶时要与宝宝多沟通、多交流，宝宝虽然不会说话，但其实什么都听得懂，应给予宝宝更多的拥抱和关注，并不一定要采取暂时分离的方式断奶。

3. 注意断奶的节奏。如果宝宝出现行为上的改变或退化，比如，发脾气，哭闹，半夜醒来变得更为黏人，较以前更加害怕分离，或是咬人等之前从未发生过的行为，妈妈就要注意了，要考虑是不是因为断奶造成的情绪波动，应及时调整断奶的节奏和方式。

4. 给宝宝准备辅食的时候，多换换口味，符合宝宝的口味最重要。如果宝宝爱上了吃辅食，对母乳的贪恋也会少一点儿。

在回奶的过程中，有的妈妈甚至不喝汤水，不吃东西，盲目地采取所谓的"速效断奶法"，甚至用胶布封住乳头。这样做显然违背了生理规律，对妈妈的身体健康会造成一定的影响。

解决断奶时遇到的问题

Q: 准备断奶时发现肿块、发热，怎么办？

断奶需在乳腺导管通畅的情况下进行，否则残留的乳汁会堆积在乳房，易诱发乳腺问题。

准备断奶时，妈妈如发现乳房有肿块、小疙瘩，或者乳房虽没有硬块，却有疼痛感，就要疏通乳腺导管，等通畅后再断奶。

断奶时如发热要特别注意，这时乳汁多、乳房硬，稍有挤压就会患乳腺炎，因为回奶时乳房胀满，容易形成脓肿。

另外，断奶期的饮食要清淡，注意不要挤压、碰撞乳房。

Q: 有什么方法能安全地断奶？

可考虑通过药物断奶，可以用炒麦芽煎水喝（60克煎服，每日3次），还可外敷芒硝（用小布袋包裹后敷在乳房上，避开乳头和乳晕），这是两种常用的断奶方法。服用期间，要减少宝宝吸吮次数或者挤奶次数，减少对乳头的刺激，否则不易断奶。

Q：断奶后有哪些方面需要注意？

1.断奶初期，饮食上不要太油腻。有些妈妈觉得宝宝不吃奶了，就完全放开了饮食，原来不能吃的开始尽情吃，原来不能喝的开始尽情喝，这样会造成回奶障碍。

2.在断奶半个月以后，乳房松软下来，再选择大小合适的胸罩。应及时更换合适的胸罩，保护好乳房。

3.断奶后可以有性生活，尽量不要刺激乳头。因为刚刚断奶，泌乳素还没完全下降，如果刺激乳头，回奶会较慢。

4.断奶成功后，建议妈妈们适当进行体育锻炼，多做扩胸运动，使乳房更紧实、更有弹性。

正确清理残留乳汁

Q：断奶后要不要清理残留乳汁？

这个问题的争议很大，现在医院很少有相关科室研究开展这项业务，但是断奶后清理残留乳汁很有必要，形象地说，就和"吃了饭后清理饭碗"是一个道理。

一般在断奶两周左右清理残留乳汁就可以，清理出来的是黄黄的、黏稠的、拉丝的膏状物。

Q：清理残留乳汁有什么好处？

清理残留乳汁可以减少将来患乳腺病的概率，有些物质是孕前和哺乳前没有的，如果不清理出去会刺激乳腺导管脱落一些异常细胞。有一些比较敏感的女性被这些异物刺激后会有"乳痛症"，乳腺 B 超报告有些会有乳腺导管扩张，这就是残留乳汁造成的。

还有一种非细菌性乳腺炎叫浆细胞性乳腺炎，它会让乳房千疮百孔，外科手术把坏组织切除后，还会向周边蔓延，极难治愈，医学类书上写着病因不明。通过多年的临床观察和总结，这跟残留乳汁有千丝万缕的联系，多见于因乳头凹陷导致的母乳不成功，使残留乳汁较多。还有一种乳腺病叫乳管内乳头状瘤，它也是生长在乳腺导管内，大家都知道乳腺导管很细，这个瘤也很小，但它破坏了乳腺导管的基底，造成乳头出血，这种情况也是残留乳汁惹的祸。

所以，及时清理残留乳汁可以很好地避免上述问题。

Q: 残留乳汁清理几次合适?

一般一次就可以清理干净，特殊情况也就需要两次。有位妈妈跟我说，她找了一个地方去做清理，一共做了12次，这多数是为了经济利益而做的，实际上没有必要做这么多次。还有就是，一定要顺着乳房的解剖结构，轻柔地清理出来，如果挤压得很疼，要果断地请医生住手，即使不做也不要对乳腺组织造成伤害。每个人的体质不一样，乳房大小也不一样，有些人会清理出很多，有些人清理出很少就没有了。残留得越多，如果不做清理患病概率则越高。

> 2016年，有一位上海来的女士，她患有很严重的乳痛症，在当地治疗了3年，吃了很多药还是没有效果，经朋友介绍，她挂了我门诊的号。检查时挤压发现乳头有黄色分泌物，我告诉她："这里面还有残留乳汁。"她说："不可能，我的宝宝已经5岁半，断奶4年半了。"但当她看到挤压后确实有很多分泌物出来的时候就不得不相信是乳汁未清除干净的原因了，她还感叹道："原来是这样啊!"

经过半个多小时的治疗，黄色黏稠的残留乳汁浸湿了十几块纱布，清理出去后，乳房变得软软的，再按压也不疼了。事情往往就是这么简单，但临床没有经历过的人是很难相信的。

Q: 断奶后再复喂可以吗？

有的妈妈在断奶的时候意志不坚定，有可能是自己没有做好充足的心理准备，有可能是乳房胀得厉害，还有可能是宝宝不适应，也有可能心里有失落感，断奶后又想恢复母乳喂养。

如果宝宝在 6 个月内是可以的，宝宝多吸吮，泌乳素还能升高，成功率相对较高。6 个月后成功的可能性不大，妈妈可以尝试复喂，奶多了可以继续哺乳，还是没有奶也不用留遗憾。

母乳喂养的误区

在母乳喂养过程中，你有以下的疑虑和错误做法吗？我们试根据门诊中大多数哺乳妈妈的问题，总结出以下误区，让妈妈们少走弯路。

1. 把母乳吸出来是了解到底有多少乳汁的好方法，能更好地判断宝宝能不能吃饱，这种做法对吗？不对！

吸奶器能吸出多少奶由很多因素决定，包括吸奶器的使用方法、吸奶器的质量、吸奶器的压力等，吸奶器吸出来的量少不等于妈妈的奶量真的少。宝宝的吸吮更为智能，肯定能吸到更多的奶。打个比方，吸奶器是中间商，只能得到奶量的一部分；宝宝却是直销商，吸吮过程中不断给妈妈大脑发信号分泌泌乳素，相当于在给厂家下订单，让乳汁源源不断地流出来。所以，吸奶器吸出的奶只是一部分而已。

2. 乳头凹陷、扁平，孕期就开始害怕，能很好地哺乳吗？别紧张，能！

虽然乳头本身条件不好，妈妈依然可以成功亲喂。为什么呢？很简单，宝宝是靠舌头和上腭挤压乳晕正下方的输乳管集结处获取乳汁的，并不是单纯靠吸吮乳头。乳头扁平或凹陷的妈妈如果能及时做纠正，母乳喂养的成功率会大大提高。只要姿势正确、方法得当，不管什么形状的乳头都可以完美地哺乳。当然，也可以通过手法塑形把乳晕部位揉捏软，让宝宝比较方便含接。

3. 宝宝腹泻时要停喂母乳吗？不需要！

有的哺乳妈妈在宝宝腹泻后就停喂母乳，这是不正确的。从医学角度来说，对抗宝宝肠胃感染性腹泻，或消化不良引起的腹泻，最好的食物就是母乳。

纯母乳喂养的宝宝，如果出现乳糖不耐受，妈妈在饮食上作出调整即可。具体到饮食上要回避过甜的食物，例如，甜点、蛋糕、冰激凌、含糖饮料，或者南瓜、葡萄等含糖量较高的水果和食物。调整饮食后，大多数宝宝的症状会明显减轻或消失；个别宝宝症状缓解不明显时，可以口服乳糖酶缓解症状。

4. 母乳喂养双胞胎宝宝太困难了，会乳汁不足吗？不会！

很多人认为喂养一个孩子比喂养双胞胎要容易很多，其实不然。一开始就要多学些正确的喂养方式，只要了解更多，实践更多，双胞胎妈妈也能很轻松地哺乳。要对自己有信心，顺利实现母乳喂养一定能实现，母乳喂养双胞胎比瓶喂要容易得多。

5. 哺乳时用"剪刀手"夹乳晕对吗？不对！

哺乳时用手夹乳头，就像抽烟的人用手夹香烟的姿势，这样的做法其实是有反作用力的，会影响宝宝的含接和有效吸吮。即使是怕乳汁过多呛着宝宝，这种做法也不能有效地阻止乳汁的喷射，而且用力挤压还有可能造成乳腺导管的损伤。

6. 哺乳时需要别人为宝宝助力吗？不用！

一些妈妈在喂奶的时候，怕宝宝吃不到奶，总有其他家庭成员将宝宝的头推向妈妈的乳房。其实，这反而会"惹恼"宝宝，如果角度不对，推着宝宝的头、托着宝宝的身体给其施加压力怼到妈妈乳头上时，宝宝不一定舒服，反而会反射性地将头后仰，反抗多次后，也许宝宝还会拒绝吃母乳。正确的做法是：哺乳妈妈放松、自然地抱着或躺着，寻找自己舒服、宝宝也舒服的喂养姿势和方法，妈妈和宝宝多磨合，哺乳就顺其自然了。

7. 哺乳时怕宝宝吃不饱，用手推乳房挤出奶对吗？没有必要。

乳房是一个神秘又脆弱的器官，不是经过挤压、推揉就可以出更多奶，不正确的挤压会导致乳房皮肤颜色变深变暗，颜色深的部分要经过很长时间的修复；如果力度掌握不好还会造成腺体组织的粘连，乳汁会越来越少。最好的方法是多让宝宝吸吮。

8. 宝宝不爱吃奶时，哺乳妈妈或家人就边逗边喂，为的是让宝宝开心，然后多吃点儿奶，对吗？这样做不好！

要养成良好的喂哺习惯，宝宝不爱吃是因为不饿，饿了自然会吃得很好。宝宝边吃边玩儿边笑，容易把奶汁误吸入气管中，引起呛奶，甚至诱发吸入性肺炎。

9. 哺乳期堵奶、胀痛、乳房肿块，非常恐慌，会下意识地去按揉肿块，用力揉捏乳房，可以吗？不要这样！

多让宝宝吸吮是最好的解决方法。乳房里的硬块不是水囊里的水，一施加压力就会被挤出，硬块就不复存在，就能顺顺当当地消失了。乳房里的乳腺导管和腺泡像一串串葡萄，想象一下你抓着一把葡萄，一用力捏葡萄就会破是一样的道理。当乳腺导管和腺泡胀到极致的时候，如果受到损伤，乳汁会渗入腺体组织间隙，造成乳腺炎或腺体组织粘连。

10. 妈妈应该在每次喂奶前清洗乳头吗？没必要！

哺乳过程就是一个有菌的喂养过程，在妈妈的乳头以及乳头周围的皮肤上，会存在一些需氧菌和厌氧菌。宝宝的吸吮可以让这些细菌被吸收，保证宝宝肠道建立起有益菌的肠道菌群，所以，不必清洗乳头。

11. 把宝宝"挂"身上，一天喂很多次，一次喂1个多小时，累得腰酸背疼，宝宝长得还是很慢，是不是天生奶少？不一定！

事实上，要看妈妈是怎么喂奶的。宝宝每次吃奶时，是有连续的吞咽，还是只是安抚性地"嗫"，连续吞咽才是有效吸吮，宝宝"嗫"乳头还会疼，则是无效吸吮。乳房里的奶是不是真的转移到宝宝胃里了？无论是吸也好，吃也好，说的只是效果，宝宝真正吃到的量（也包括吸奶、挤奶后瓶喂的量）多，奶才会产得多。所以，有重要作用的是宝宝真正从乳房里吸出来的奶量。

12. 产后患抑郁症可以喂奶吗？要根据病情的轻重而定。

如果病情较轻可以喂奶，对宝宝不会有太大的影响；但是病情比较严重时，最好及时用药治疗，且暂停喂奶，防止影响宝宝的生长发育，甚至让宝宝的性格变得孤僻、忧郁等。

13. 做过乳房手术，会影响哺乳吗？看情况。

这是所有做过乳房手术的女性必问的一个问题。从理论上讲，乳房做任何手术，都多多少少会损伤腺体，且离乳头越近的导管越粗，其损伤后对哺乳的影响越大；离乳头越远的导管越细，其损伤后对哺乳的影响越小。如果是乳晕环切手术，手术疤痕会影响乳晕的延展性，导致宝宝不太好吸，如果乳头条件好，喂几次也就好了。人体是有自我修复能力的，大多数在术后并不影响哺乳。

14. 乳腺脓肿形成后都要开刀和回奶吗？不一定。

不幸罹患哺乳期乳腺脓肿的妈妈最焦虑的事情就是，害怕开刀和回乳，不要怕！

目前超声引导下的脓肿穿刺引流、微创置管引流都是很好的治疗方式，治疗过程中创伤小、痛苦少，治愈后疤痕小，且不容易出现乳瘘。所以，如果脓肿位置不影响排乳及宝宝吃母乳，治疗后仍可继续哺乳。

15. 哺乳期运动后，母乳会变质吗？视运动情况而定。

有的宝妈为了保证孩子吃上奶，就开启了不敢运动的"静养"模式，怕运动后产生的"乳酸"会对宝宝产生影响。其实并不是所有的运动都能产生乳酸，比如，宝妈在家中随便伸伸胳膊抻抻腿，做做瑜伽，或者只是慢跑，都不会产生乳酸，而是在大运动之后才会，如一些负重的抗阻训练，或是自重训练，哺乳期的宝妈通常达不到这种锻炼程度，因此不必过于忧心。

16. 如何安排母乳的时间和量？根据宝宝的需求决定！

宝宝出生前 3 个月应该完全以按需哺乳为原则，宝宝饿了就喂，吃饱为止，未满月的宝宝如果超过 4 小时没醒就要唤醒了喂。随着月龄的增加，单次哺乳时间的延长，哺乳间隔也更久，宝宝夜晚睡眠时间就会延长，这样可逐渐建立起宝宝的饮食和作息规律。

只要宝宝生长发育正常，就无须纠结时间和量的问题。

17. 月子里需要静养，宝宝请家人或月嫂（阿姨）照顾就可以，等出了月子再抱宝宝，可以吗？不提倡。

实际上，宝宝出生后的第一个月是建立良好母婴关系的重要时期。婴儿刚刚离开母体，暴露在空气中，需要妈妈无微不至的贴身呵护。我们鼓励新妈妈在生产后第一个月和宝宝密不可分地待在一起，妈妈的怀抱能让宝宝更有安全感，不仅能促进宝宝的生长发育，还能有效地调节产后新妈妈的激素水平，促进泌乳。因此，在产后第一个月，宝宝应由妈妈亲自照顾，其他家人和月嫂（阿姨）可以专注地照顾产妇。

18. 母乳喂养真的很难吗？压力很大，有些惧怕。不用怕！

只要有信心，每个妈妈都能实现全母乳喂养，掌握其中的技巧要有一个过程，有的人掌握得很顺利，有的人要经历一些挫折才能最终学会。

每个妈妈的体质和自身情况不一样，在宝宝出生之前，不管读过多少这方面的科普知识，看过多少视频，你仍然不知道自己的母乳喂养到底是什么样的情形，因为在哺乳过程中，宝宝和妈妈的磨合需要一个过程，甚至二胎宝妈给小宝喂奶和给大宝喂奶的情况都有很大的不同。

所以，完全不用害怕。

一句话解惑母乳喂养的纠结问题

Q：乳汁的多少跟遗传有关系吗?

没有关系。每个人跟自己妈妈的体质不都是一样的，心情不一样，饮食也不一样，宝宝跟妈妈的磨合也是不一样的，家庭氛围也不一样，所以乳汁的多少跟遗传没有关系。

Q：哺乳期不容易怀孕，所以不用避孕是吗?

不是。如果不打算再怀孕，更应做好避孕，不可大意，即使不来月经也有怀孕的可能，尤其在月经恢复以后，怀孕的概率更大。

Q：产后几个月来月经?

人的个体差异很大，有的产后一两个月就来月经了，有的给宝宝断奶后才来月经，因为每个人的体质不一样，来月经的时间也不一样。

Q：产后前几天哺乳时小腹疼，正常吗？

这种情况是正常的。轻微的不适感是泌乳素和催产素的分泌造成的。激素能帮助子宫收缩，使子宫恢复到怀孕前的状态。

Q：纤维丝通乳可靠吗？

不可靠。门诊看过很多因为纤维丝通乳导致的乳房损伤和脓肿，这是民间流行的，正规医院不做这种治疗，再次提醒，以免妈妈们受伤害。

可以使用对乙酰氨基酚、布洛芬，因为对乙酰氨基酚、布洛芬极少会分泌到乳汁中，所以哺乳妈妈可以使用，但建议在医生指导下用药。

Q：乳腺炎或堵奶后想断奶可以吗？

不可以，应该治疗好再考虑断奶，不然，堵在乳房里的乳汁容易形成脓肿或者积乳囊肿。断奶应该循序渐进地减少喂奶或吸奶的次数，减少喂奶或吸奶的量。

Q：患有带状疱疹能哺乳吗？

带状疱疹是水痘病毒感染，一般都是用抗病毒的药物治疗，最好停药 72 小时后哺乳。

Q：妈妈患有急性胃肠炎、食物中毒能哺乳吗？

一定要治愈后再哺乳，切记！不然宝宝会拉肚子。

Q：为什么哺乳期的妈妈越来越胖？

因为妈妈摄入得多，消耗得少，主要是吃得太多，乳汁却偏少。

Q：母乳喂养需要按时吗？

母乳喂养不用定时定量，宝宝想吃就喂，按宝宝的需要，按需哺乳即可。

Q：拔牙后可以哺乳吗？

可以。拔牙用的麻药量很小，很快就会代谢。

Q：口服头孢可以哺乳吗？

口服头孢类的抗生素不影响哺乳。

Q：无痛人工流产后可以哺乳吗？

可以。手术所使用的麻醉药物代谢很快。

Q：孕前乳房有结节，产后影响哺乳吗？

良性的增生结节不影响哺乳。

Q：妈妈乳头湿疹能哺乳吗？会传染给宝宝吗？

可以哺乳，不会传染给宝宝。

Q：剖宫产后伤口疼痛用了镇痛药，可以哺乳吗？

可以。用于镇痛的药物量很小，而且很多药物也是很安全的，对于健康、足月的宝宝，妈妈可以放心喂哺。

Q：宝宝在厌奶期不爱吃奶怎么办？

宝宝处于生理性厌奶期，不爱吃就少喂，即便是很费劲儿地喂进去，宝宝胃肠也不消化、不吸收，会导致厌奶期时间拉长，迷迷糊糊的时候哺乳，宝宝吃得会好一些。

Q：乳头变得较大怎么办？

轻揉乳头，如果乳头疼就是乳腺导管不通，不通的乳腺导管容易迂曲，乳头就会变大。吸奶器越吸乳头越大，轻轻揉捏乳头就会变小，宝宝再含接就容易了。

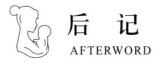

后 记
AFTERWORD

　　我们写作本书有一个初心——让妈妈们能够轻松自在地享受母乳喂养之旅！

　　在网络化时代，现代女性易受外界各种不良信息的影响和干扰。有些妈妈担心母乳喂养带来身体变形、休息不好、乳头疼痛等问题，从而拒绝母乳喂养；有的妈妈在哺乳过程中频频出现堵奶、乳腺炎等问题，不得不中断母乳喂养；也有更多妈妈，面对母乳喂养中的很多困难和疼痛，仍然积极求助，并努力解决问题，坚持母乳喂养。

　　正是看到妈妈们对母乳喂养的误解，感受到妈妈们因缺乏靠谱的哺乳知识和方法遭受的各种疾病和疼痛，体会到伟大母爱的忘我付出和坚持，我们想写一本实用又具"干货"的书。我们致力于把母乳喂养中乳房分泌乳汁的基本常识和常见而高发的问题呈现出来，让妈妈们在怀孕前做好准备，在哺乳前做到心中有数，在哺乳过程中能够心里不慌，轻松实现妈妈喂得舒心，宝宝吃得开心。

实际上，母乳喂养虽是本能，但顺利成功的母乳喂养更需要学习，掌握正确、科学的哺乳知识和方法，才能避免喂养中的各种"坑"和"坎"，妈妈才能健康美丽，宝宝才能茁壮成长。能否成功进行母乳喂养跟学历和能力无关，这是能够习得的。母乳喂养不只是一次哺育之旅，更是一次妈妈和宝宝共同的成长之旅。

当然，我们用心真诚地写作此书，是想给予妈妈们切实有效的指引和帮助，但母乳喂养确实因人而异，母乳喂养观点不尽一致，妈妈们如遇到现实中未能解决的问题，请及时就医，遵听医嘱。

妈妈们爱宝宝，也请别忘记爱自己！未雨绸缪，武装自己的大脑，学习母乳喂养知识，也是爱自己、爱宝宝的一种方式。我们支持你们，相信你们，期待你们真正畅享母乳喂养之旅！

彭澎

2021 年 5 月